Test für medizinische Studiengänge und Eignungstest für das Medizinstudium III

ITB Consulting GmbH, Bonn
Zentrum für Testentwicklung
und Diagnostik, Universität
Freiburg/Schweiz
(Hrsg.)

Test für medizinische Studiengänge und Eignungstest für das Medizinstudium III

Originalversion III des TMS/EMS

hogrefe

Bibliografische Information der Deutschen Nationalbibliothek
Die Deutsche Nationalbibliothek verzeichnet diese Publikation in der Deutschen Nationalbibliografie; detaillierte bibliografische Daten sind im Internet über http://dnb.dnb.de abrufbar.

Hogrefe Verlag GmbH & Co. KG
Merkelstraße 3
37085 Göttingen
Deutschland
Tel. +49 551 999 50 0
Fax +49 551 999 50 111
verlag@hogrefe.de
www.hogrefe.de

Druck: Media-Print Informationstechnologie GmbH, Paderborn
Printed in Germany
Auf säurefreiem Papier gedruckt

1. Auflage 2019 F E D C B A

ISBN 978-3-8017-2936-3
http://doi.org/10.1026/02936-000

Vorwort – ITB Consulting

Der Test für medizinische Studiengänge (TMS) prüft Fähigkeiten und Fertigkeiten, die für die erfolgreiche Bewältigung der Anforderungen in den medizinischen Studiengängen besonders wichtig sind. Eine dieser zentralen Studienvoraussetzungen ist das Verständnis für naturwissenschaftliche und medizinische Problemstellungen. Mit Hilfe des Tests wird festgestellt, inwieweit die Person, die ihn bearbeitet, komplexe Informationen, welche in längeren Texten, Tabellen oder Grafiken dargeboten werden, zu erfassen und richtig zu interpretieren vermag, ferner, wie gut sie mit Größen, Einheiten und Formeln umgehen kann. Des Weiteren prüft der TMS die Gedächtnisleistung für patientenbezogene Informationen, die Genauigkeit der visuellen Wahrnehmung, das räumliche Vorstellungsvermögen und die Fähigkeit zu konzentriertem und sorgfältigem Arbeiten.

Seit dem Jahr 2007 haben die deutschen Hochschulen die Möglichkeit, das Ergebnis im Test für medizinische Studiengänge bei der Auswahl ihrer Studierenden in den Studiengängen Human-, Tier- und Zahnmedizin heranzuziehen. Vorläufer der heutigen Tests für medizinische Studiengänge wurden in den 1980er und 1990er Jahren unter der Leitung von Prof. Dr. Günter Trost im damaligen Institut für Test- und Begabungsforschung, der heutigen ITB Consulting, entwickelt.

Heute wird jedes Jahr eine andere Testversion mit neuen Aufgaben verwendet, sodass der Test bei einem bewährten und wissenschaftlich fundierten Testkonzept laufend aktualisierte Inhalte – auch aktuelle Forschungsthemen – enthält.

Eine Reihe von Bewährungskontrollen in Deutschland und der Schweiz hat bestätigt, dass durch die Berücksichtigung der Testergebnisse die Treffsicherheit der Auswahl, das heißt die Vorhersage des Studienerfolgs, deutlich verbessert wird.

Die Testaufgaben werden wie folgt konstruiert: Ein Sachverständigenkreis von Hochschullehrern der Medizin und der für die Medizin relevanten Naturwissenschaften entwirft in jedem Jahr neue Aufgaben, die durch jeweils andere Experten auf ihre sachliche Richtigkeit, ihre sprachliche Eindeutigkeit sowie ihre Aktualität mit Blick auf die Anforderungen überprüft und anschließend gegebenenfalls vom Autor überarbeitet werden. Nach der Überarbeitung kommen alle neuen Aufgaben in regelmäßigen Sachverständigen-Tagungen noch einmal auf den Prüfstand und werden dort nach letzten Korrekturen für geeignet erklärt.

Damit nicht genug: Alle Aufgaben, die diesen Konstruktions- und Kontrollprozess durchlaufen haben, werden empirisch erprobt, bevor sie für die Ernstfallverwendung herangezogen werden. Dazu wird der Test stets in mehreren verschiedenen Formen vorgegeben. Die gewerteten Testaufgaben sind in allen Formen identisch. Zusätzlich enthält jede Testform andere „Einstreuaufgaben“, also jeweils neu konstruierte Aufgaben, die nicht in die Bewertung eingehen, sondern lediglich zum Zwecke der Erprobung mitlaufen. Nur die besten unter diesen erprobten Aufgaben werden zu einem späteren Zeitpunkt als gewertete Aufgaben verwendet. Durch die Erprobung kann sichergestellt werden, dass die Testversionen verschiedener Jahre stets dieselbe Qualität und denselben Schwierigkeitsgrad aufweisen.

Kann man sich auf den Test vorbereiten? Die Fähigkeiten, die der Test misst, sind das Ergebnis langjähriger Lern- und Entwicklungsprozesse; sie entziehen sich mithin weitgehend einer kurzfristigen Beeinflussung. Insbesondere das Auswendiglernen medizinischer oder naturwissenschaftlicher Fakten ist nutzlos, weil reines Wissen im Test kaum eine Rolle spielt.

Es ist jedoch von Vorteil, sich längerfristig mit naturwissenschaftlichen bzw. medizinbezogenen Problemen zu befassen, sei es in den entsprechenden Kursen der gymnasialen Oberstufe, sei es durch verstärkte Aufmerksamkeit für derartige Inhalte, wie sie in populärwissenschaftlicher Literatur, im Internet, in Presse, Rundfunk und Fernsehen zu finden sind. Dies ist dann auch eine gute Vorbereitung auf das Medizinstudium selbst. Die Vertrautheit mit typischen Fragestellungen sowie mit dem spezifischen Sprachgebrauch in den Bereichen Biologie, Chemie, Physik und Mathematik kann auch bei der Bearbeitung einzelner Testaufgaben von Nutzen sein. Fachkenntnisse aus diesen Bereichen werden jedoch nicht vorausgesetzt.

Besonders zweckmäßig ist es allerdings, sich vor der Teilnahme am Test mit den darin vorkommenden Aufgabentypen, dem Schwierigkeitsgrad der Aufgaben und den Bearbeitungszeiten für die einzelnen Aufgabengruppen vertraut zu machen. Deshalb sind in der im Internet verfügbaren Informationsbroschüre zum TMS für jeden Aufgabentyp mehrere Beispielaufgaben samt Schwierigkeits- und Lösungsangaben zusammengestellt worden; diese Broschüren enthalten zudem zahlreiche Tipps zur Vorbereitung auf den Test sowie zu erfolgversprechenden Vorgehensweisen bei der Bearbeitung der Testaufgaben.

Darüber hinaus veröffentlichen wir insgesamt drei komplette Originalversionen des TMS im Buchhandel: Die hier vorliegende Originalversion III enthält Originalaufgaben, wie sie bei der Zulassung zu den medizinischen Studiengängen bereits verwendet worden und für den Test in seiner jetzigen Form typisch sind. Zwei weitere, etwas ältere Testversionen sind im selben Verlag unter dem Titel „Test für medizinische Studiengänge – Originalversion I“ bzw. „Originalversion II“ erhältlich.

Der Originaltest ist stets im Format DIN A4 ausgelegt. Außer bei der Aufgabengruppe „Konzentriertes und sorgfältiges Arbeiten“ sind hier alle Aufgaben etwa im Verhältnis 1,2 zu 1 verkleinert wiedergegeben.

Bonn, Dr. Alexander Zimmerhofer

Vorwort – Zentrum für Testentwicklung und Diagnostik

1995 gegründet, ist das Zentrum für Testentwicklung und Diagnostik (ZTD) seit 1998 mit der Bereitstellung, Anwendung, Auswertung und wissenschaftlichen Begleitung des Eignungstests für das Medizinstudium (EMS) in der Schweiz betraut. Bei stetig wachsenden Teilnehmerzahlen und kontinuierlichem Ausbau der Studienplätze auf Seiten der Hochschulen bleibt die Erwartung an den Eignungstest dieselbe: Die geeignetsten Bewerberinnen und Bewerber gemäß der verfügbaren Kapazitäten auszuwählen. Die bereitstehenden Studienplätze sollen so möglichst effizient genutzt werden.

Dieses Ziel kann dann am besten erreicht werden, wenn die Testergebnisse tatsächlich die Fähigkeiten der Kandidatinnen und Kandidaten optimal abbilden. Eine sinnvolle Vorbereitung aller Teilnehmenden, um am Testtag ihre individuelle Bestleistung abrufen zu können, ist deshalb im Interesse aller Beteiligten. Die Veröffentlichung dieser dritten Originalversion soll eine weitere Möglichkeit bieten, sich mit erprobten Aufgaben vorzubereiten, die in Struktur und Qualität jenen des bewährten, grundlegenden Testkonzepts entsprechen, das durch die Erstellung neuer Inhalte fortlaufend modern gehalten wird.

Prof. Dr. Klaus-Dieter Hänsgen hat das ZTD über zwanzig Jahre lang geleitet und in dieser Zeit dem Test auf politischer wie fachlicher Ebene zu seinem jetzigen Status verholfen. Nach der erfolgten „Stabsübergabe“ bedankt sich das Team bei seinem zurücktretenden „Vorarbeiter“ und setzt sich in dessen Sinn weiter für die reibungslose und zuverlässige Durchführung des EMS ein.

Ein großes Dankeschön sei in diesem Zusammenhang auch allen Übersetzerinnen, Übersetzern, Fachberaterinnen und -beratern ausgesprochen, welche die anspruchsvolle Aufgabe der Adaptation dieser Originalversion wie auch der jährlich neuen Testaufgaben in die französische und die italienische Version mit hoher Sorgfalt erfüllen.

Da die veröffentlichten Originalversionen sowohl zur Vorbereitung für den EMS in der Schweiz als auch für den TMS in Deutschland geeignet sein sollen, liegt ihnen die umfangreichere Struktur des TMS mit mehr Aufgaben und längeren Bearbeitungszeiten zugrunde. Die Tabelle auf der folgenden Seite zeigt den strukturellen Vergleich zwischen TMS und EMS.

Für Probeläufe empfehlen wir die Durchführung nach der TMS-Struktur – sozusagen als Vorbereitung „unter erschwerten Bedingungen“. Sollen die Aufgabenzahlen und Bearbeitungszeiten dennoch an die EMS-Struktur angepasst werden, können in den betroffenen Aufgabengruppen die nicht verwendeten Aufgaben „verteilt“ werden (beispielsweise durch Auslassen der Aufgaben 5, 10, 15 und 20), da die Aufgaben in zunehmender Schwierigkeit angeordnet sind. Alternativ wird beispielsweise durch Überspringen der Aufgaben 1 bis 4 eine anspruchsvollere EMS-Testversion simuliert.

Wir sind sicher, dass die veröffentlichten Originalversionen maßgeblich zur Vorbereitung der Kandidatinnen und Kandidaten auf den Testtag beitragen. Neben der eingehenden Kenntnis der verschiedenen Aufgabentypen gehört dazu auch die Optimierung der Bearbeitungsstrategie unter Berücksichtigung der zeitlichen Abläufe.

Freiburg (Schweiz), Dr. Benjamin Spicher

Aufgabengruppe	TMS		EMS	
	Aufgaben-anzahl	**Zeit-vorgabe**	**Aufgaben-anzahl**	**Zeit-vorgabe**
Muster zuordnen	24	22 Min.	20	18 Min.
Medizinisch-naturwissenschaftliches Grundverständnis	24	60 Min.	20	50 Min.
Schlauchfiguren	24	15 Min.	20	12 Min.
Quantitative und formale Probleme	24	60 Min.	20	50 Min.
Konzentriertes und sorgfältiges Arbeiten	20*	8 Min.	20*	8 Min.
Pause		**1 Stunde**		**1 Stunde**
Merkfähigkeitstest (Einprägephase) Figuren lernen Fakten lernen	 20 Figuren 15 Einh.	 4 Min. 6 Min.	 20 Figuren 15 Einh.	 4 Min. 6 Min.
Textverständnis	24	60 Min.	18	45 Min.
Merkfähigkeitstest (Reproduktionsphase) Figuren lernen Fakten lernen	 20 20	 5 Min. 7 Min.	 20 20	 5 Min. 7 Min.
Diagramme und Tabellen	24	60 Min.	20	50 Min.
Gesamttest (reine Testzeit)	**204**	**5:07 Std.**	**178**	**4:15 Std**

* 1600 zu bearbeitende Zeichen werden in 20 mögliche Punkte umgerechnet.

Inhaltsverzeichnis

Übersicht über den Aufbau und den zeitlichen Ablauf des TMS

Aufgabengruppe	Aufgabenanzahl	Zeitvorgabe
Vormittag:		
Muster zuordnen	24	22 Min.
Medizinisch-naturwissenschaftliches Grundverständnis	24	60 Min.
Schlauchfiguren	24	15 Min.
Quantitative und formale Probleme	24	60 Min.
Konzentriertes und sorgfältiges Arbeiten	20*	8 Min.
Pause		**(1 Stunde)**
Nachmittag:		
Merkfähigkeitstest (Einprägephase)		
Figuren lernen	20 Lerneinheiten	4 Min.
Fakten lernen	15 Lerneinheiten	6 Min.
Textverständnis	24	60 Min.
Merkfähigkeitstest (Reproduktionsphase)		
Figuren lernen	20	5 Min.
Fakten lernen	20	7 Min.
Diagramme und Tabellen	24	60 Min.
Gesamttest (ohne Pause)	204	ca. 5 Std.

* 1600 zu bearbeitende Zeichen werden in 20 „Aufgaben“ umgerechnet.

Test für medizinische Studiengänge / Eignungstest für das Medizinstudium TMS / EMS

Vormittag

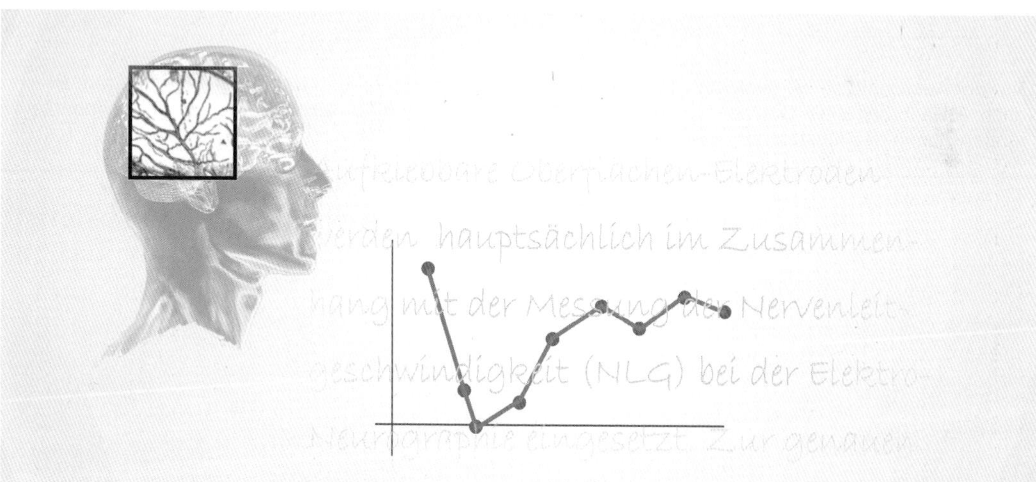

Muster zuordnen

Bearbeitungszeit: 22 Minuten

In den folgenden Aufgaben wird Ihre Fähigkeit geprüft, Ausschnitte in einem komplexen Bild wiederzuerkennen.

Dazu werden pro Aufgabe ein Muster und je fünf Musterausschnitte (A) bis (E) vorgegeben. Sie sollen herausfinden, welcher dieser fünf Musterausschnitte an irgendeiner beliebigen Stelle deckungsgleich und vollständig auf das Muster gelegt werden kann; die Musterausschnitte sind weder vergrößert oder verkleinert noch gedreht oder gekippt.

Beispielaufgabe:

Muster

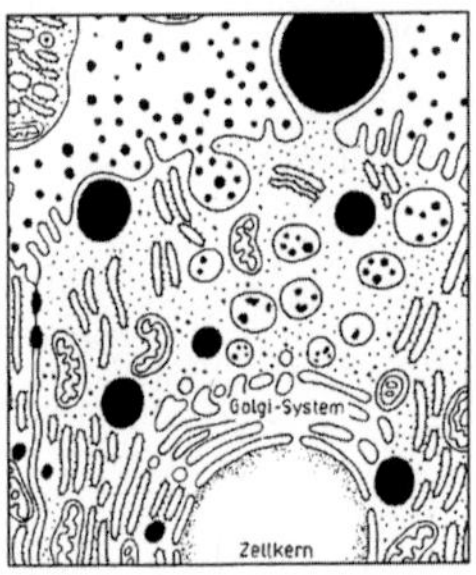

Musterausschnitte

(A)

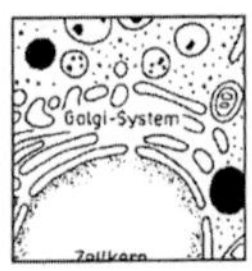

(B)

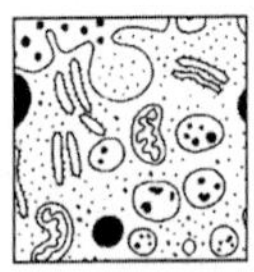

(C)

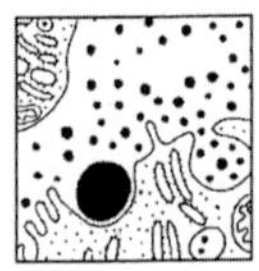

(D)

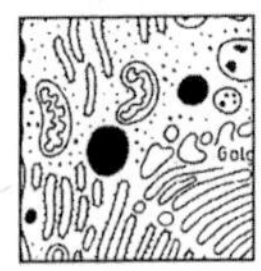

(E)

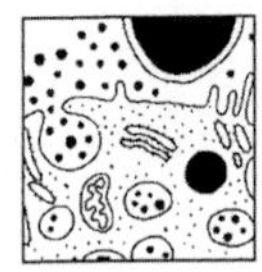

Nur der Ausschnitt (A) ist deckungsgleich mit einem Teil des Musters, und zwar in dessen unterem Bereich, etwa in der Mitte. Die vier übrigen Musterausschnitte weisen Abweichungen zu den korrespondierenden Zonen des Musters auf. Die Lösung ist somit (A).

Nur die Markierungen auf dem Antwortbogen werden gewertet!

1)

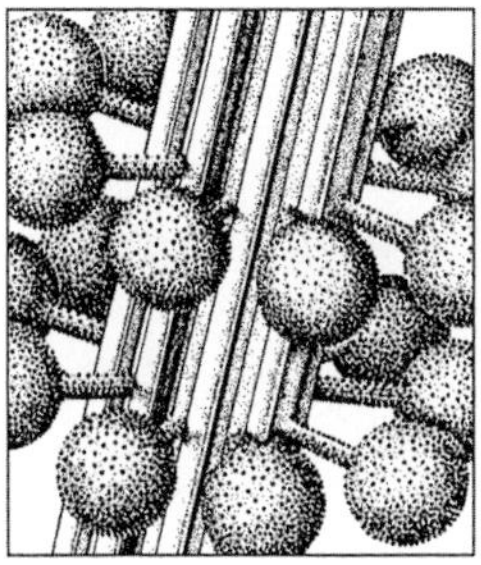

(A) (B) (C) (D) (E)

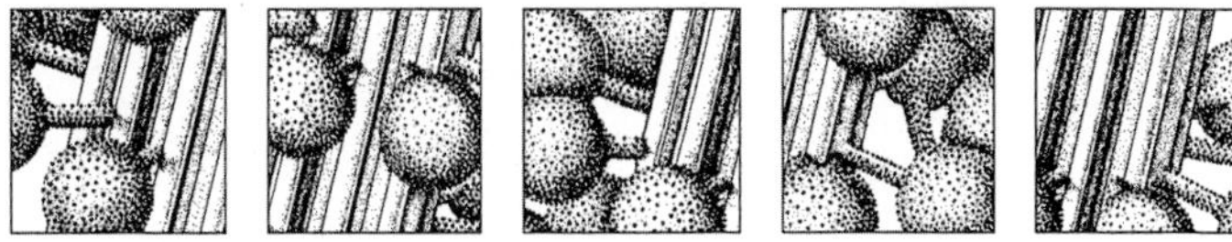

2)

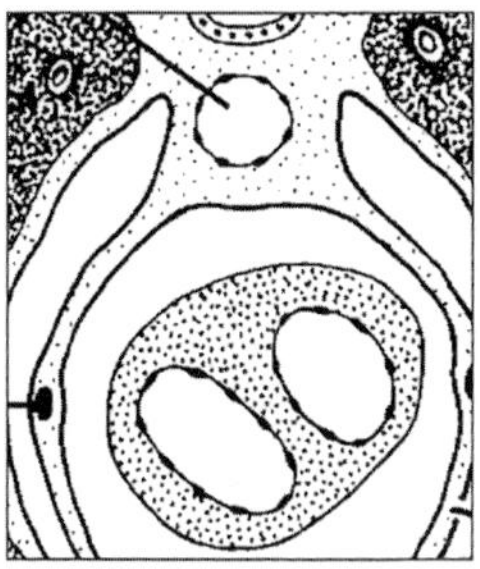

(A) (B) (C) (D) (E)

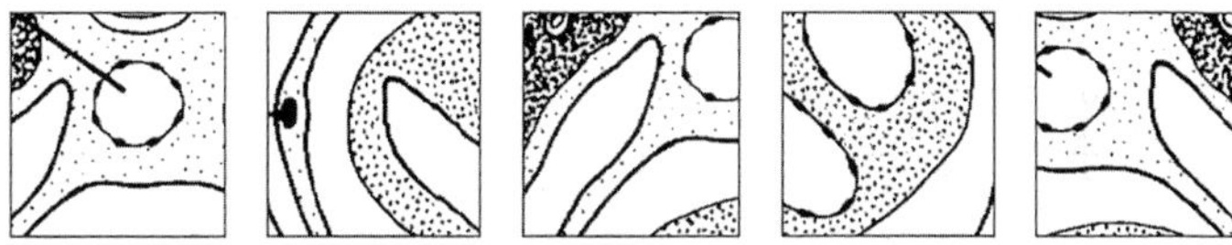

3)

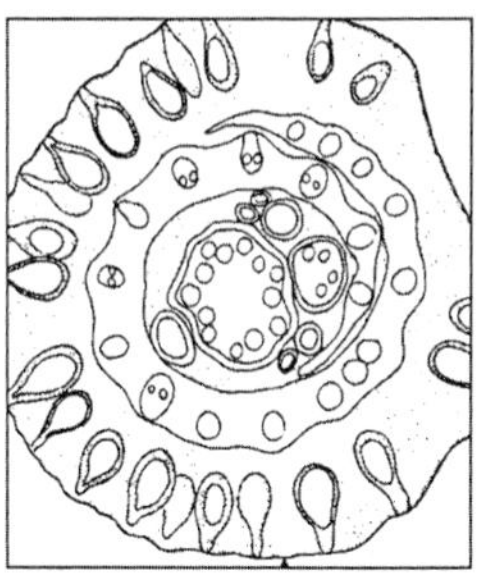

(A) (B) (C) (D) (E)

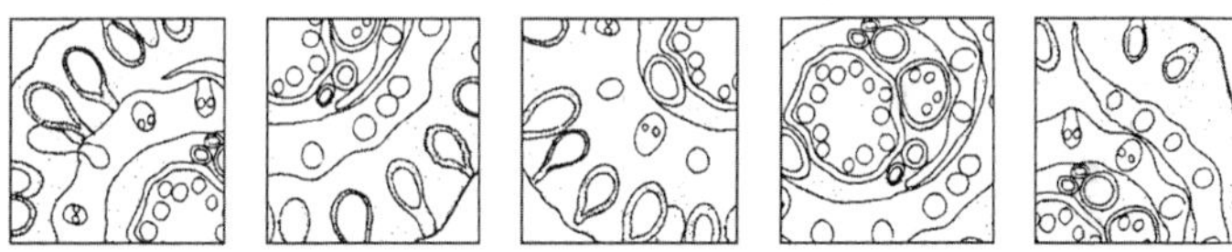

4)

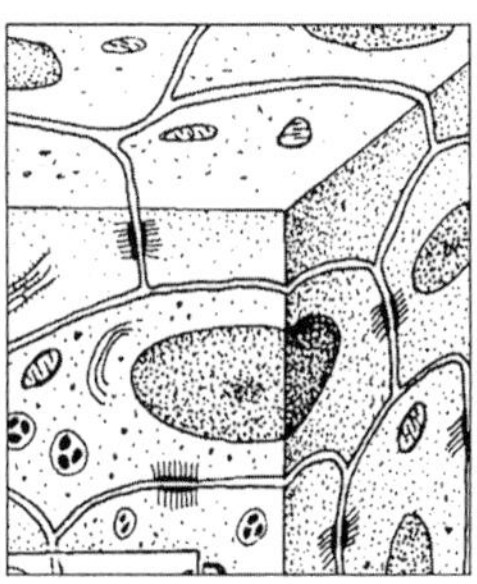

(A) (B) (C) (D) (E)

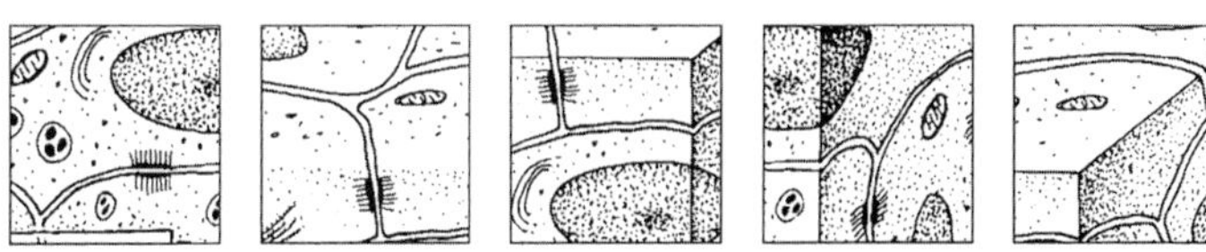

5)

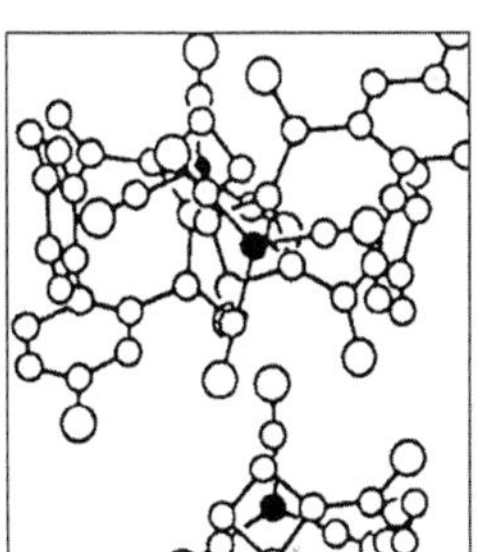

(A) (B) (C) (D) (E)

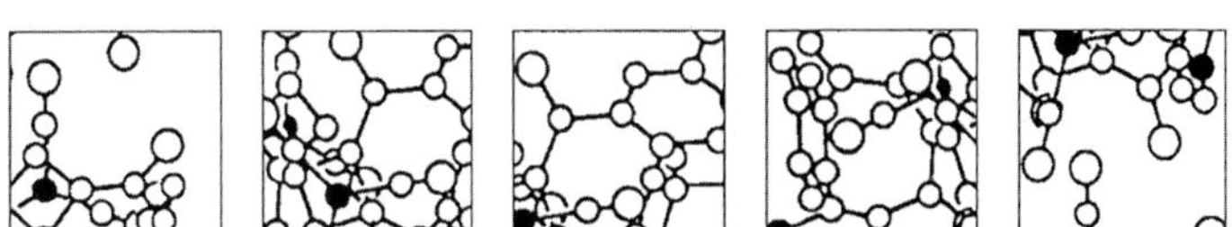

Bitte umblättern und sofort weiterarbeiten!

6)

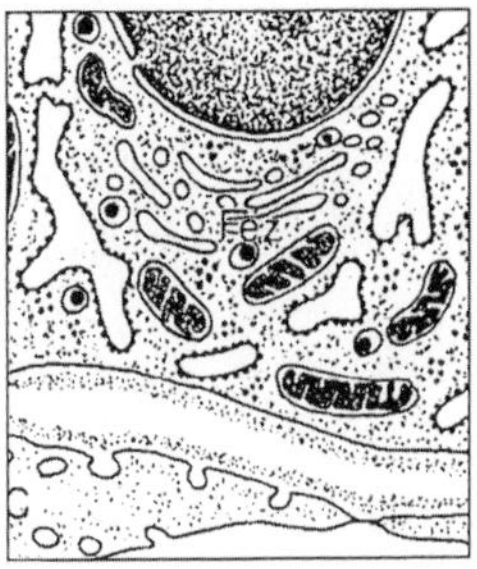

(A) (B) (C) (D) (E)

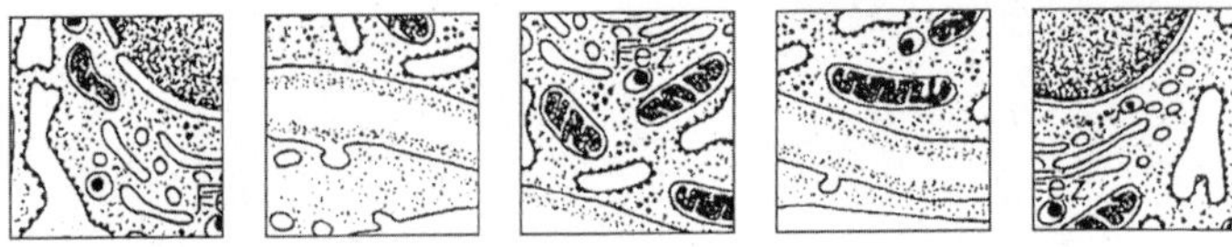

7)

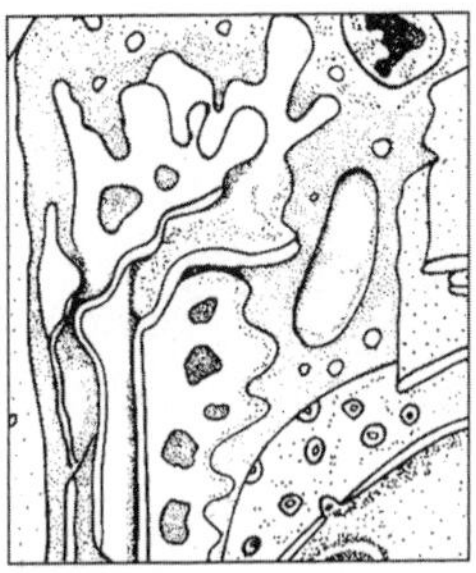

(A) (B) (C) (D) (E)

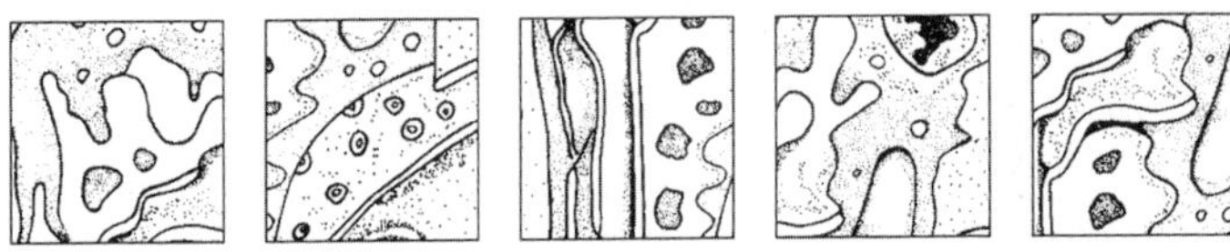

8)

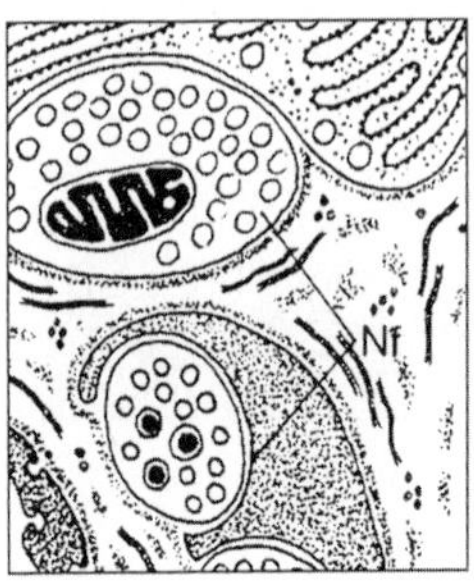

(A) (B) (C) (D) (E)

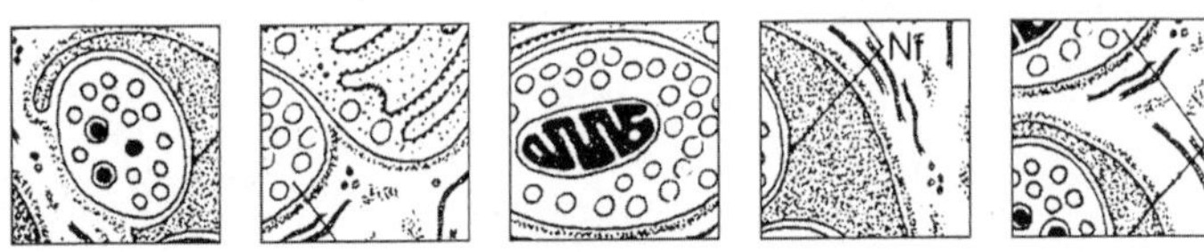

9)

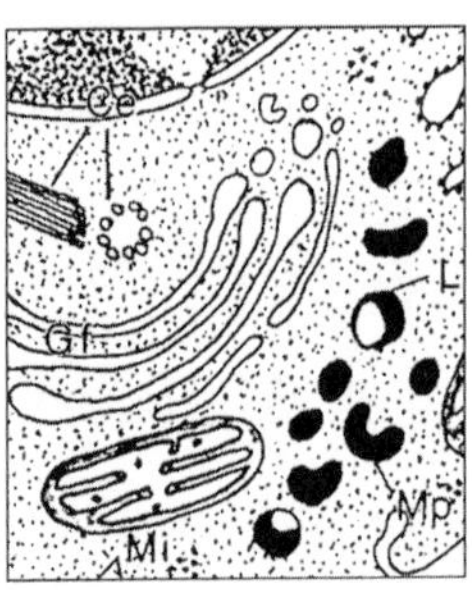

(A) (B) (C) (D) (E)

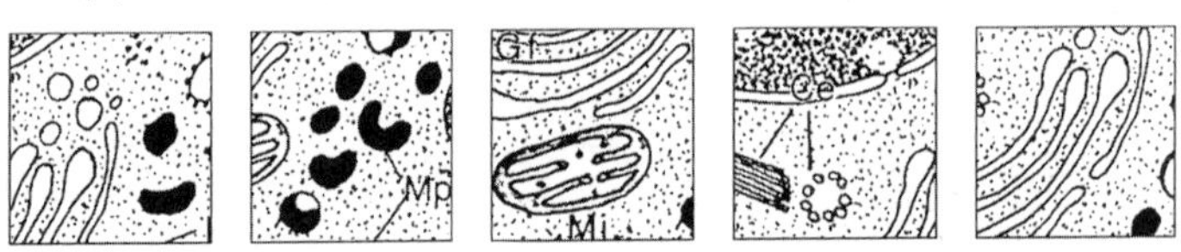

10)

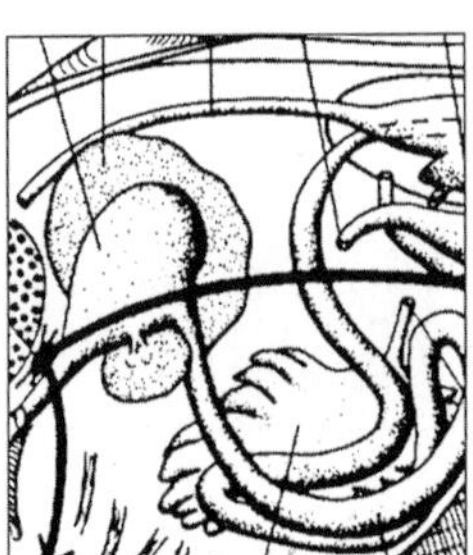

(A) (B) (C) (D) (E)

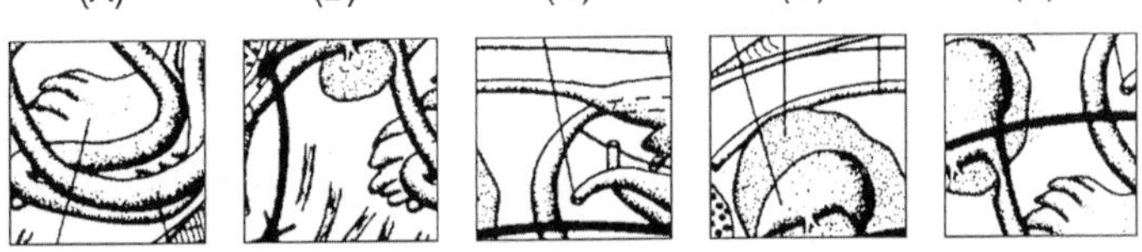

11)

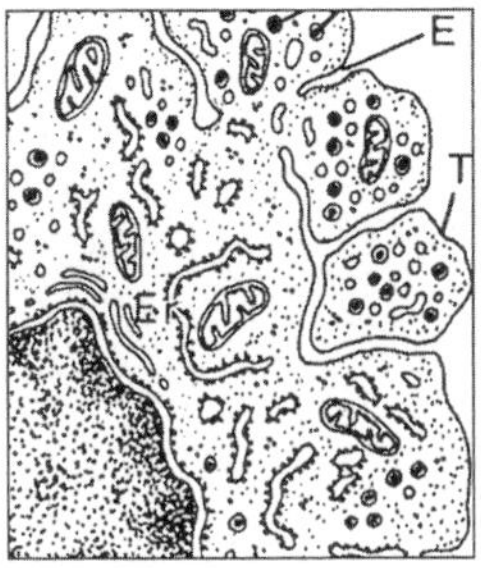

(A) (B) (C) (D) (E)

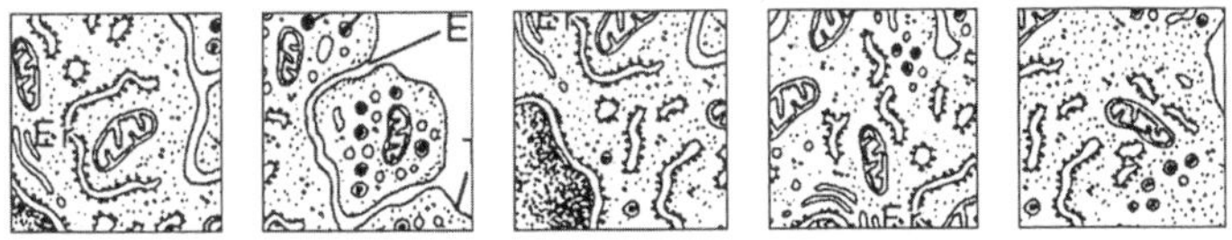

12)

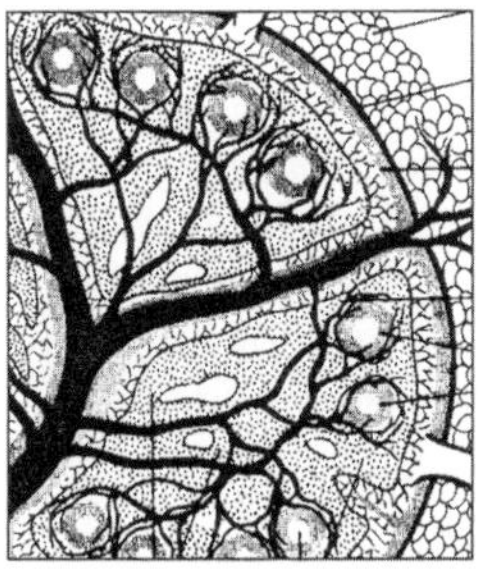

(A) (B) (C) (D) (E)

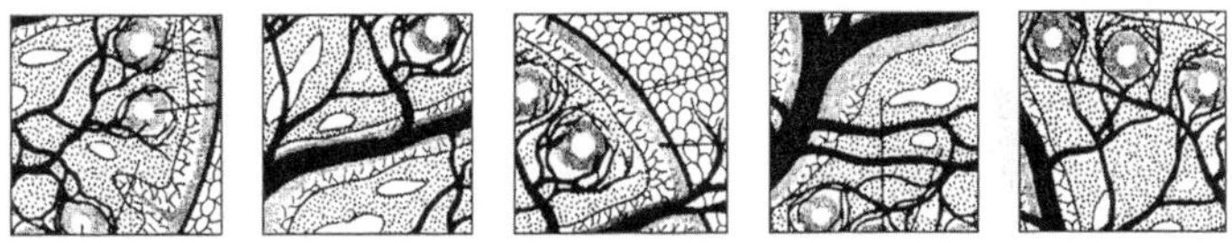

13)

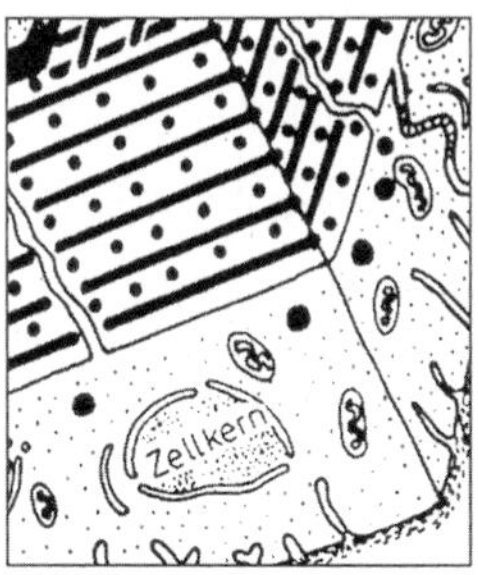

(A) (B) (C) (D) (E)

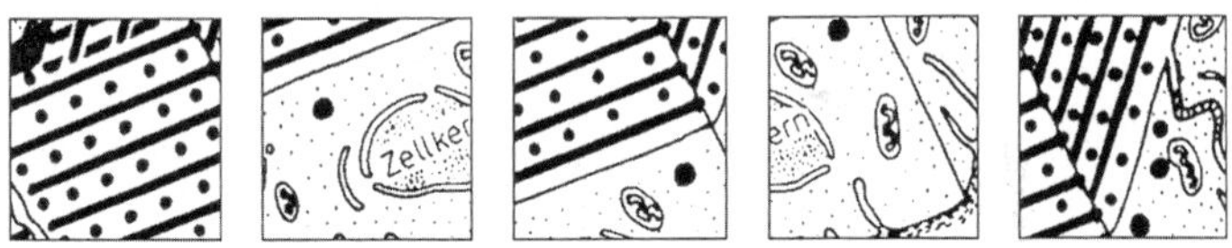

14)

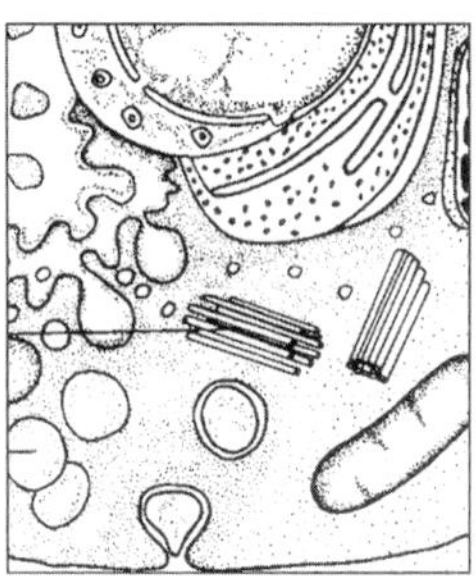

(A) (B) (C) (D) (E)

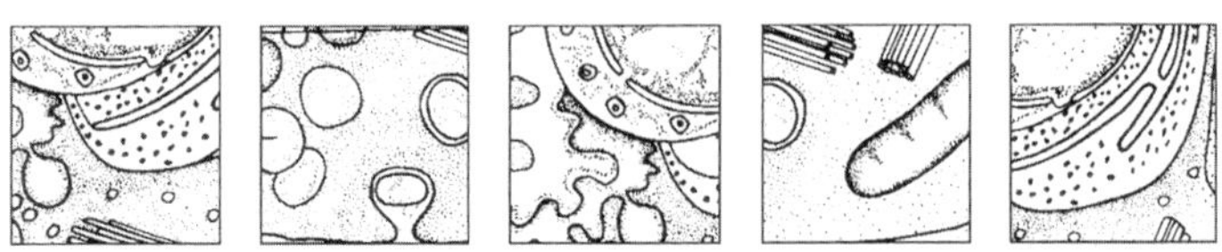

15)

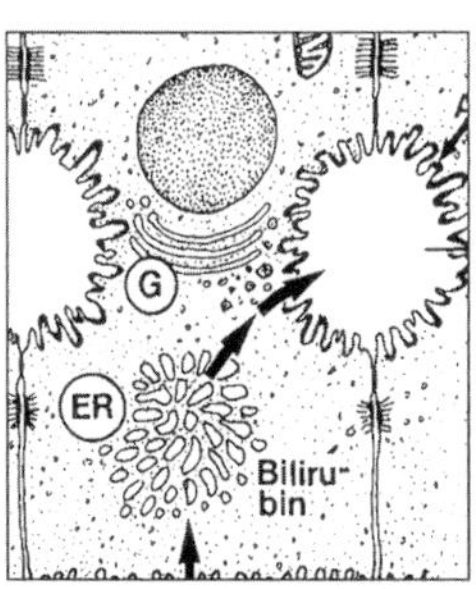

(A) (B) (C) (D) (E)

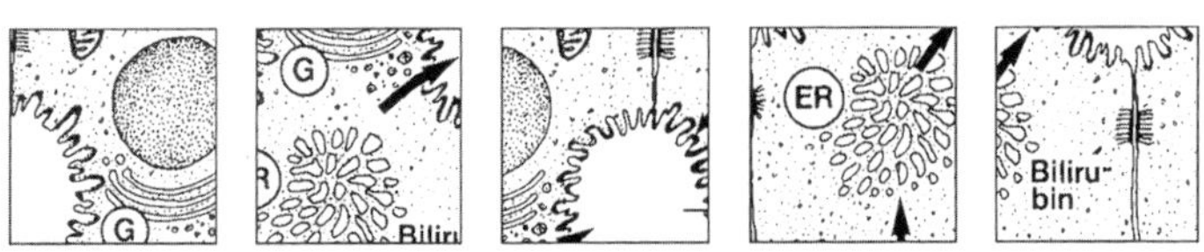

Bitte umblättern und sofort weiterarbeiten!

16)

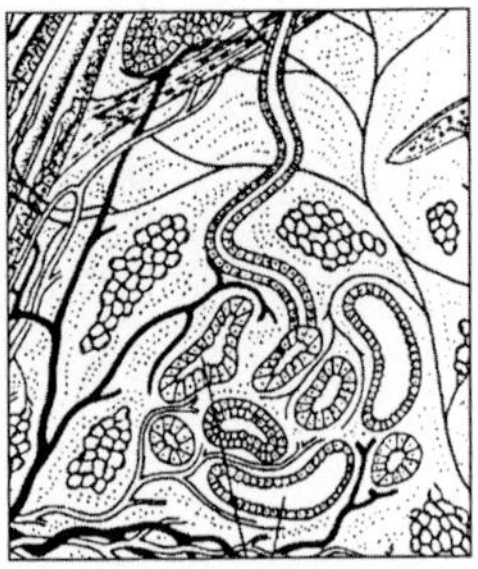

(A) 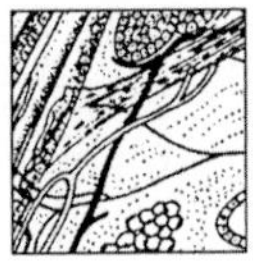 (B) 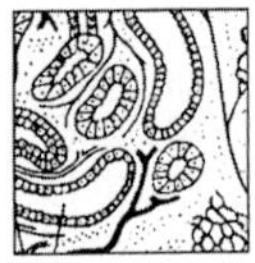 (C) 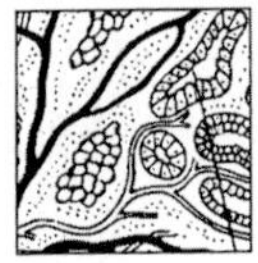 (D) 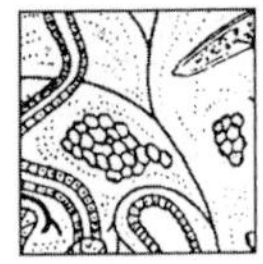 (E) 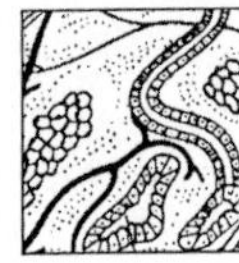

17)

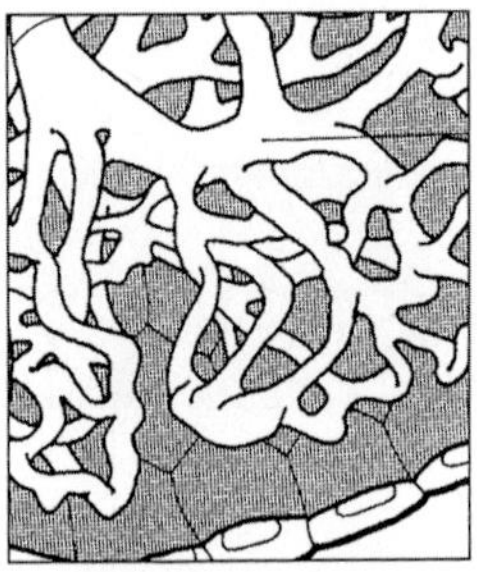

(A) 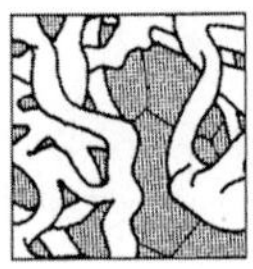 (B) 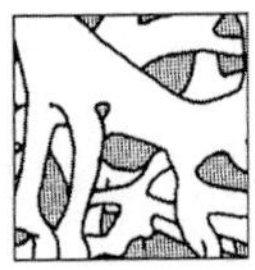 (C) 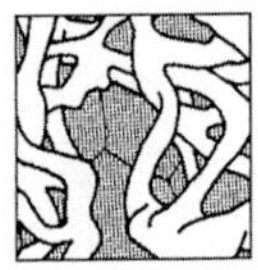 (D) 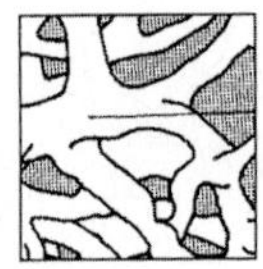 (E) 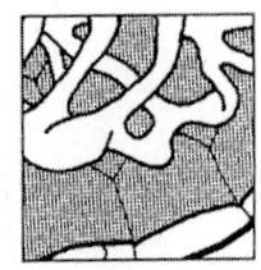

18)

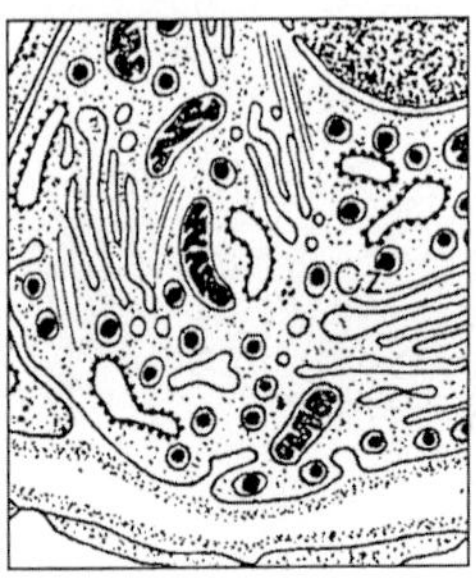

(A) 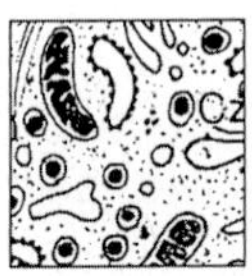

(B) 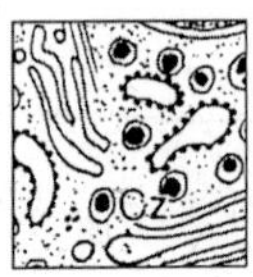

(C) 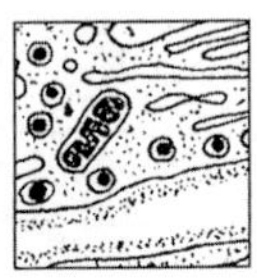 (D) 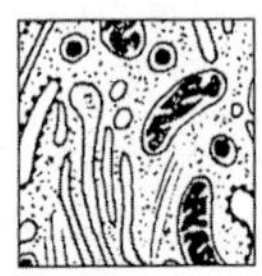 (E) 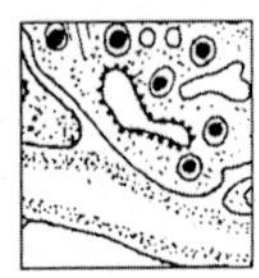

19)

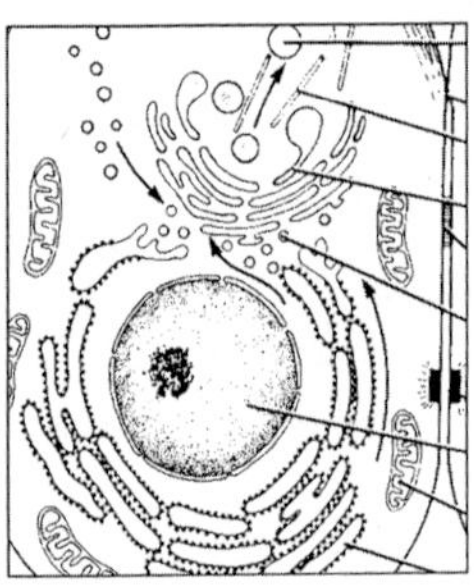

(A) 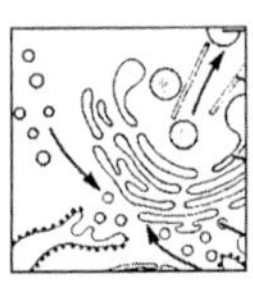 (B) 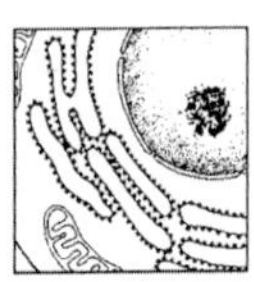 (C) 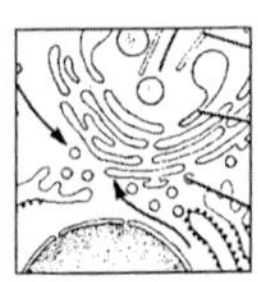 (D) 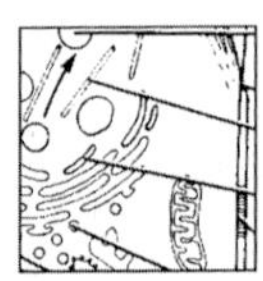 (E) 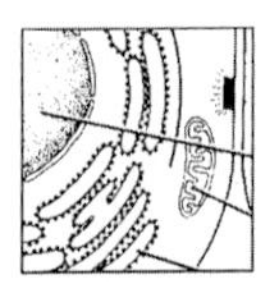

20)

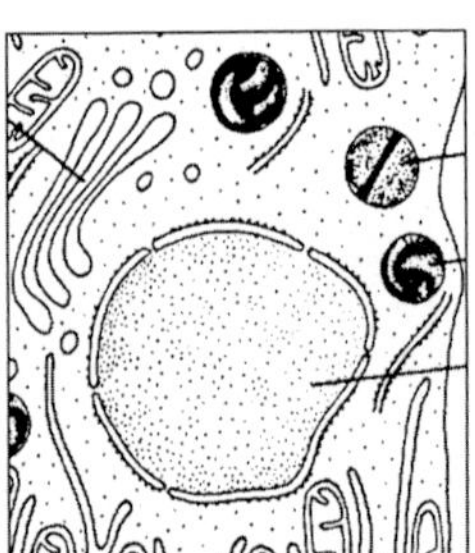

(A) 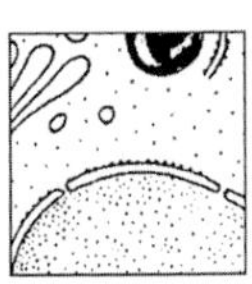 (B) 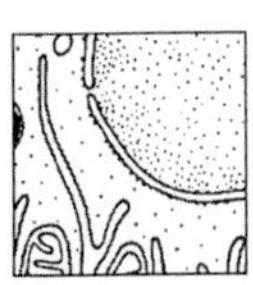 (C) 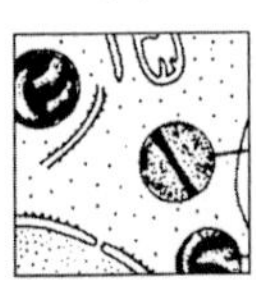 (D) 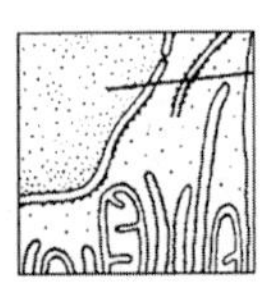 (E) 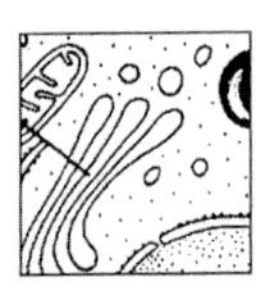

21)

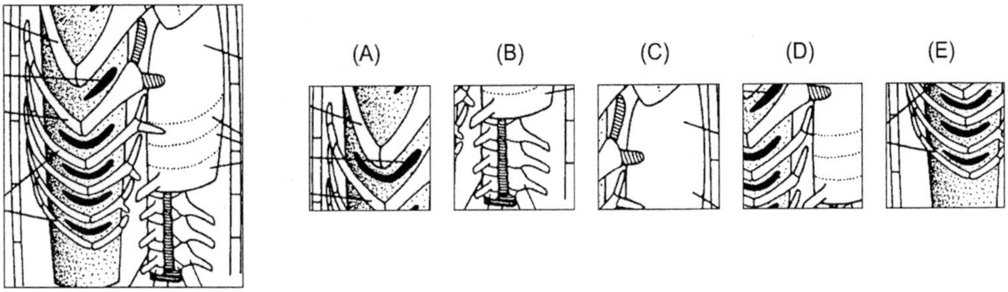

22)

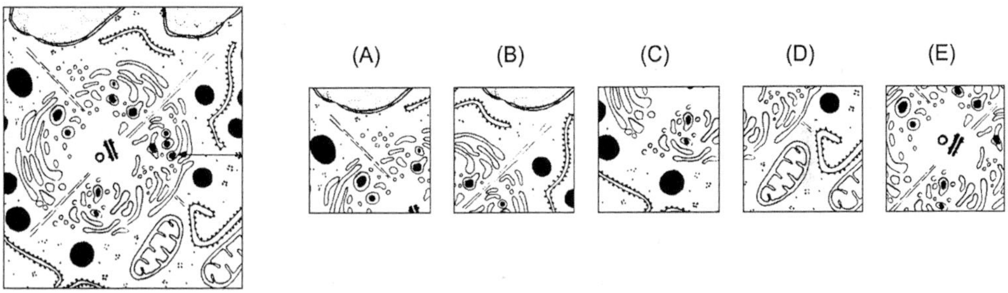

23)

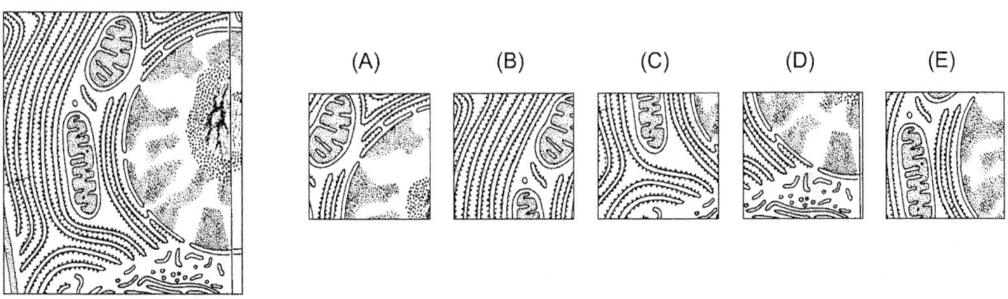

24)

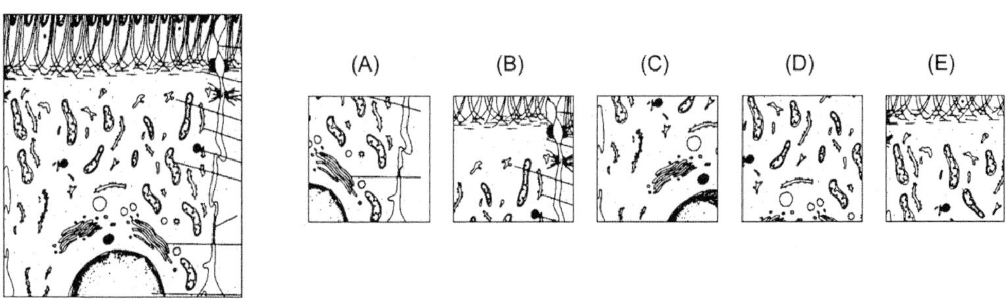

Nicht umblättern! Warten Sie auf das Zeichen des Testleiters!

STOPP

Medizinisch-naturwissenschaftliches Grundverständnis **Bearbeitungszeit: 60 Minuten**

Mit den nun folgenden Aufgaben wird das Verständnis für Fragen der Medizin und der Naturwissenschaften geprüft.

Markieren Sie auf Ihrem Antwortbogen für jede Aufgabe die richtige Antwort.

25) Bei der Basedowschen Krankheit (Hyperthyreoidismus) wird das Schilddrüsenhormon Thyroxin vermehrt ins Blut ausgeschüttet. Unter anderem beeinflusst Thyroxin indirekt die Wirkung des Hormons Adrenalin, indem es am Herzen die Zahl der β-Rezeptoren erhöht. Bindet Adrenalin an β-Rezeptoren, die sich an der Außenseite der Membran von Herzzellen befinden, kommt es im Zellinneren zum Anstieg der Konzentration von cAMP. Eine erhöhte cAMP-Konzentration wiederum bewirkt im Herzen eine Steigerung der Schlagfrequenz (Herzjagen). Der Arzneistoff Propranolol blockiert die β-Rezeptoren, Coffein hemmt den intrazellulären Abbau von cAMP.

Welche der nachfolgenden Substanzen eignet sich diesen Informationen zufolge zur Behandlung des bei der Basedowschen Krankheit häufig auftretenden Herzjagens?

(A) Adrenalin

(B) Coffein

(C) Propranolol

(D) Thyroxin

(E) cAMP

26) Fluorchlor-Kohlenwasserstoffe (FCKW) bestehen aus Kohlenwasserstoffen der allgemeinen Formel C_nH_{2n+2}, bei denen mehrere Wasserstoff(H)-Atome durch Fluor (F) und Chlor (Cl) ersetzt sind.
Zur Kennzeichnung der FCKW verwendet man dreistellige Zahlen, die folgende Bedeutung besitzen: Die letzte Ziffer bezeichnet die Anzahl der Fluor-Atome; die mittlere gibt die um 1 vermehrte Anzahl der Wasserstoff-Atome an, und die erste Ziffer drückt die um 1 verminderte Anzahl der Kohlenstoff-Atome aus. Alle übrigen Atome sind Chlor-Atome.

Welche Kennzeichnung hat diesen Informationen zufolge der FCKW mit der Formel

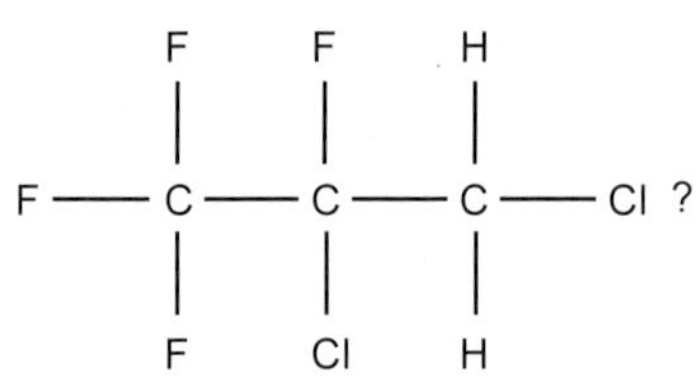

(A) 214

(B) 234

(C) 322

(D) 334

(E) 414

27) Wenn Ärzte eine neue Operationsmethode entwickelt haben, so ist es üblich, dass sie deren Qualität im Vergleich zur traditionellen Methode testen: Sie unterziehen eine Testgruppe der neuen und eine Kontrollgruppe der alten Methode, zählen die jeweiligen Erfolge (z.B. in Überlebensraten für eine gewisse Zeitspanne) und überprüfen, ob der Unterschied statistisch bedeutsam ist.
Es sei vorausgesetzt, dass die zu behandelnde Krankheit gravierend ist, die neue Operationsmethode belastend für den Patienten und die alte Methode milder, jedoch weniger erfolgreich als die neue.

Welche(r) der folgenden Umstände können bzw. kann dann zu einer Überschätzung der neuen Operationsmethode führen?

I. das Auftreten von Fehldiagnosen

II. die Auswahl von konstitutionell schwächeren Patienten für die traditionelle Methode

III. höhere Sorgfalt bei Anwendung der neuen als bei Anwendung der alten Operationsmethode

(A) Nur der unter I genannte Umstand kann zu einer Überschätzung führen.
(B) Nur der unter II genannte Umstand kann zu einer Überschätzung führen.
(C) Nur der unter III genannte Umstand kann zu einer Überschätzung führen.
(D) Nur die unter I und II genannten Umstände können zu einer Überschätzung führen.
(E) Nur die unter II und III genannten Umstände können zu einer Überschätzung führen.

Bitte umblättern und sofort weiterarbeiten!

28) Das Bakterium „Escherichia coli" kann unter bestimmten Bedingungen Enzyme bilden, welche ihm helfen, Milchzucker (Lactose) zu verwerten. Dazu muss zunächst ein Abschnitt der DNA, das sogenannte Lactose-Operon, durch das Enzym RNA-Polymerase nachgebildet werden. Diese Nachbildung erfordert eine Bindung des Enzyms an das Lactose-Operon. RNA-Polymerase kann jedoch nur dann an das Lactose-Operon binden, wenn gleichzeitig ein Komplex aus einem bestimmten Eiweiß und cAMP an einen benachbarten Abschnitt der DNA gebunden ist. Zur Komplexbildung ausreichende Mengen von cAMP werden nur gebildet, wenn keine Glucose vorhanden ist.
Solange keine Lactose vorhanden ist, blockiert der „lac-Repressor" die Bindungsstelle der RNA-Polymerase an der DNA. In Gegenwart von Lactose entsteht Allolactose, die mit dem lac-Repressor einen Komplex bildet, wodurch die Bindungsstelle der RNA-Polymerase wieder frei wird.

Unter welcher der folgenden Bedingungen kann Escherichia coli das Lactose-Operon nachbilden?
(+ : Substanz vorhanden; – : Substanz nicht vorhanden)

(A) Glucose +, Lactose +

(B) Glucose +, Lactose –

(C) Glucose –, Lactose +

(D) Glucose –, Lactose –

(E) Glucose +, Allolactose +

29) Fehlhaltungen mit Verspannungen der Muskulatur (z.B. der Nackenmuskulatur) können zu Schmerzen im Bereich der verspannten Muskeln führen. Da während der Verspannung das betroffene Muskelgewebe nur unzureichend durchblutet ist, kommt es – infolge mangelnden Abtransports – zur Anreicherung von Stoffwechselprodukten im Muskelgewebe. Diese lösen bei genügend hoher Konzentration in Schmerzrezeptoren Impulse aus, die zu Schmerzempfindungen führen. Diese Impulse aktivieren zusätzlich besondere Fasern (Spindelfasern) des Muskels, die eine Dehnung des Muskels an das Zentralnervensystem melden. Über einen Regelkreis versucht der Organismus, diese vermeintliche Dehnung durch erhöhte Muskelspannung zu kompensieren, was die Durchblutung des Muskels weiter verringert. Massage und Wärmebehandlung regen die Durchblutung an.

Welche der folgenden Aussagen lässt bzw. lassen sich aus diesen Informationen ableiten?

I. Bei Muskelverspannungen reagiert der Organismus mit einer verstärkten Durchblutung der betroffenen Muskelpartien.

II. Durch eine Wärmebehandlung werden die Spindelfasern des behandelten Muskels aktiviert.

III. Die Aktivierung der Schmerzrezeptoren eines Muskels erhöht die Muskelspannung.

(A) Nur Aussage I lässt sich ableiten.
(B) Nur Aussage II lässt sich ableiten.
(C) Nur Aussage III lässt sich ableiten.
(D) Nur die Aussagen I und III lassen sich ableiten.
(E) Nur die Aussagen II und III lassen sich ableiten.

30) Blut besteht aus einer Flüssigkeit, dem Blutplasma, und den darin verteilten zellulären Bestandteilen (Erythrozyten, Leukozyten, Thrombozyten), unter denen die Erythrozyten weit überwiegen. Blutvolumen und -zusammensetzung können vom Normalzustand abweichen. So führt z.B. ein längerer Aufenthalt in großen Höhen zum Anstieg der Erythrozytenkonzentration. Eine „hämolytische Anämie" ist demgegenüber durch eine verringerte Konzentration der Erythrozyten gekennzeichnet.
Anhaltendes Erbrechen führt zu einer Volumenabnahme des Blutes bei gleichbleibender Anzahl der zellulären Bestandteile. Eine Zuckerinfusion zur Ernährung des Patienten führt zu einer Volumenzunahme bei gleichbleibender Blutzellzahl. Akuter Blutverlust nach einer Verletzung vermindert sowohl das Blutvolumen als auch die Gesamtzellzahl.
Zur Beurteilung der Blutzusammensetzung dient der Hämatokrit. Er ist definiert als der Volumenanteil der zellulären Bestandteile am Gesamtvolumen des Blutes.

Welche der folgenden Aussagen lässt sich aus diesen Informationen nicht ableiten?

(A) Eine Erhöhung der Erythrozytenkonzentration führt zu einer Erhöhung des Hämatokrits.

(B) Nach einer Zuckerinfusion ist der Hämatokrit erniedrigt.

(C) Anhaltendes Erbrechen hat einen erhöhten Hämatokrit zur Folge.

(D) Nach einem längeren Aufenthalt in großen Höhen ist der Hämatokrit erniedrigt.

(E) Hämolytische Anämien gehen mit erniedrigten Hämatokrit-Werten einher.

Bitte umblättern und
sofort weiterarbeiten!

31) Das Herz ist ein Hohlmuskel und besteht aus zwei Vorhöfen und zwei Kammern. Vorhof und Herzkammer einer Herzhälfte sind durch Klappen mit Ventilcharakter voneinander getrennt. Die linke Herzhälfte befördert das Blut „portionsweise" und eindeutig gerichtet sowie weitgehend rückstromfrei vom linken Vorhof über die Mitralklappe in die linke Kammer und von dort über die Aortenklappe in die Körperhauptschlagader (Aorta). Das Öffnen und Schließen der Klappen wird jeweils von den Druckverhältnissen in Vorhof und Herzkammer sowie den angrenzenden Gefäßen bestimmt. Diese Aktion erfolgt in vier Stufen: In der Füllungsphase strömt Blut vom linken Vorhof in die linke Kammer. In der Anspannungsphase spannt sich die muskuläre Kammerwand um den inkompressiblen Inhalt an und baut einen hohen Kammerinnendruck auf. In der Austreibungsphase strömt Blut der Kammer in die Aorta aus, und in der Entspannungsphase erschlafft die muskuläre Kammerwand wieder.

Welche der folgenden Aussagen lässt bzw. lassen sich aus diesen Informationen ableiten?

I. Während der Anspannungsphase ist die Mitralklappe geschlossen.

II. Während der Austreibungsphase ist die Mitralklappe geöffnet.

III. Während der Anspannungsphase ist die Aortenklappe geschlossen.

(A) Nur Aussage I lässt sich ableiten.
(B) Nur Aussage III lässt sich ableiten.
(C) Nur die Aussagen I und II lassen sich ableiten.
(D) Nur die Aussagen I und III lassen sich ableiten.
(E) Nur die Aussagen II und III lassen sich ableiten.

32) Im oberen Sprunggelenk stehen die beiden Unterschenkelknochen mit einem Fußwurzelknochen in Verbindung; es ist ein reines Scharniergelenk, in dem die Fußspitze gehoben (Dorsalflexion) und gesenkt (Plantarflexion) werden kann. Muskeln für die Dorsalflexion sind die Extensoren, die vom Nervus (N.) peronaeus profundus innerviert werden. Die Plantarflexion wird hauptsächlich von den Wadenmuskeln bewirkt; beteiligt sind weiterhin die tiefen Flexoren und die Wadenbeinmuskeln. Wadenmuskeln und tiefe Flexoren werden vom N. tibialis, die Wadenbeinmuskeln vom N. peronaeus superficialis innerviert. Beide Peronaeusnerven und der N. tibialis sind Äste des Ischiasnervs.
Eine Bewegung, die von mehreren Muskeln bewirkt wird, kann – mit verminderter Kraft – auch dann noch ausgeführt werden, wenn einer der beteiligten Muskeln gelähmt ist.

Welche der folgenden Aussagen lässt sich aus diesen Informationen <u>nicht</u> ableiten?

(A) Bei einem Ausfall des Ischiasnervs kann der Fuß im oberen Sprunggelenk nicht mehr aktiv bewegt werden.

(B) Die aktive Dorsalflexion des Fußes ist nicht möglich, wenn der N. peronaeus profundus ausgefallen ist.

(C) Bei gleichzeitigem Ausfall des N. tibialis und des N. peronaeus superficialis kann sich der Betroffene nicht mehr auf die Zehenspitzen stellen.

(D) Ein Ausfall des N. peronaeus superficialis vermindert die Kraft der Dorsalflexion des Fußes.

(E) Eine Lähmung der tiefen Flexoren vermindert die Kraft der Plantarflexion des Fußes.

33) Die menschliche Haut besteht aus zwei Schichten: Der zelligen Oberhaut (Epidermis) und der darunterliegenden bindegewebigen Lederhaut (Corium). Die Lederhaut ist reich an Blutgefäßen und Nerven. Die Epidermis, die zwar Nervenendigungen, jedoch keine Blutgefäße enthält, setzt sich aus den verhornenden Oberhautzellen (Keratinozyten) und den „epidermalen Symbionten" zusammen. Zu den epidermalen Symbionten zählen die pigmentbildenden Zellen, die beim Menschen bereits während der 12. bis 14. Embryonalwoche in die Epidermis einwandern, sowie die Langerhans-Zellen. Die Vorläuferzellen dieser Zellart gelangen während des gesamten Lebens aus dem Blut in die Epidermis, wo sie sich nicht weiter vermehren und im Dienste der körpereigenen Abwehr stehen. Zwischen Epidermis und Corium befindet sich eine Basalmembran.

Welche der nachfolgenden Aussagen lässt bzw. lassen sich aus diesen Informationen ableiten?

I. Isolierte Epidermis eines Erwachsenen enthält keine pigmentbildenden Zellen.

II. Die Basalmembran stellt für wandernde Zellen eine undurchlässige Barriere dar.

III. Langerhans-Zellen werden durch Blutgefäße direkt in die Epidermis hineintransportiert.

(A) Nur Aussage I lässt sich ableiten.
(B) Nur Aussage II lässt sich ableiten.
(C) Nur die Aussagen I und III lassen sich ableiten.
(D) Nur die Aussagen II und III lassen sich ableiten.
(E) Keine der drei Aussagen lässt sich ableiten.

Bitte umblättern und sofort weiterarbeiten!

34) Die vergleichsweise harmlose, durch das Hepatitis-A-Virus hervorgerufene Hepatitis A hat eine Inkubationszeit von drei bis vier Wochen. Die Inkubationszeit ist die Zeit zwischen dem Eindringen des Virus in den Körper (Infektion) und dem Ausbruch der Krankheit, der durch ein Gelbwerden der Haut gekennzeichnet ist. Die Gelbfärbung der Haut hält vier bis acht Wochen an. Bereits ein bis zwei Wochen vor der Gelbfärbung werden Viren im Stuhl ausgeschieden. Körpereigene Abwehrstoffe (Antikörper) gegen die Hepatitis-Viren sind frühestens am Ende der dritten Woche nach der Infektion im Blutserum nachweisbar; Antikörper vom Typ IgM sind etwa 12 Wochen nach ihrem ersten Auftreten wieder verschwunden, Antikörper von Typ IgG bleiben hingegen für Jahrzehnte nachweisbar und verleihen ihrem Träger Immunität gegen diese Hepatitisform.

Welche der folgenden Aussagen lässt bzw. lassen sich aus diesen Informationen ableiten?

I. Das Gelbwerden der Haut und das erstmalige Auftreten von Antikörpern im Blutserum können bei der Hepatitis A zeitlich zusammenfallen.

II. Bei manchen Patienten können Antikörper vom Typ IgM auch nach Abklingen der gelben Hautfärbung im Blutserum nachgewiesen werden.

III. Bei einem Teil der Infizierten können schon ein bis zwei Wochen nach der Infektion Hepatitisviren im Stuhl auftreten.

(A) Nur Aussage I lässt sich ableiten.
(B) Nur Aussage II lässt sich ableiten.
(C) Nur die Aussagen I und II lassen sich ableiten.
(D) Nur die Aussagen I und III lassen sich ableiten.
(E) Alle drei Aussagen lassen sich ableiten.

35) Bilirubin ist ein intensiv orange gefärbtes, schlecht wasserlösliches Abbauprodukt des Blutfarbstoffs Hämoglobin. Hämoglobin kommt in roten Blutkörperchen (Erythrozyten) in großen Mengen vor. Sein Abbau zu Bilirubin geschieht vor allem in der Milz, aber auch in anderen Organen. Bilirubin wird von dort als „indirektes Bilirubin“, an das Eiweiß Albumin gebunden, über das Blut zur Leber transportiert. In den Leberzellen wird es durch die Glucuronyl-Transferase mit Glucuronsäure verknüpft. Das auf diese Weise gebildete „direkte Bilirubin“ ist so gut wasserlöslich, dass es von den Leberzellen über die Galle in den Darm abgegeben und ausgeschieden werden kann. Bei Störungen dieser Prozesse kann sich indirektes oder direktes Bilirubin in der Haut und anderen Geweben ansammeln und diese gelb färben (Gelbsucht oder Ikterus). Steigt die Konzentration an indirektem Bilirubin im Blut stark an, kann es auch zu Ablagerungen im Gehirn mit neurologischen Schäden kommen (Kernikterus).

Beim seltenen angeborenen Crigler-Najjar-Syndrom tritt schon wenige Tage nach der Geburt ein hochgradiger Kernikterus auf. Welche der folgenden Störungen kommt bzw. kommen den Informationen zufolge als Ursache dieses Syndroms in Frage?

I. eine angeborene Unterfunktion der Milz

II. ein Defekt der Glucuronyl-Transferase

III. eine stark erhöhte Albumin-Konzentration im Blut

(A) Nur Störung I kommt in Frage.
(B) Nur Störung II kommt in Frage.
(C) Nur Störung III kommt in Frage.
(D) Nur die Störungen I und II kommen in Frage.
(E) Nur die Störungen II und III kommen in Frage.

36) Im Zwischenhirn wird das Hormon CRH gebildet, welches auf einem kurzen Blutweg zum Vorderlappen der Hirnanhangsdrüse (HVL) gelangt und dort die Freisetzung des Hormons ACTH stimuliert. Das ACTH-Molekül enthält eine Aminosäuren-Sequenz, die als α-MSH bezeichnet wird und die einen aktivierenden Effekt auf die Melanocyten hat (Melanocyten produzieren den bräunenden Farbstoff der Haut). Das ACTH erreicht auf dem Blutweg die Nebennieren und wirkt dort aktivierend auf Enzyme ein, welche aus Cholesterin über Zwischenstufen das stoffwechselwirksame Nebennieren-Hormon Cortisol bilden. Das Cortisol wiederum erreicht auf dem Blutweg das Zwischenhirn und den HVL und hemmt dort jeweils die Hormonbildung.
Bei krankheitsbedingter Zerstörung der Nebennieren entsteht der „Morbus Addison". Ein Cortisol-bildender Tumor der Nebennieren führt zum „Cushing-Syndrom" und ein ACTH-bildender Tumor des HVL zum Morbus Cushing.

Welche der folgenden Aussagen lässt sich aus diesen Informationen nicht ableiten?

(A) Bei Patienten mit Morbus Cushing werden hohe ACTH- und Cortisol-Konzentrationen im Blut gemessen.

(B) Bei Patienten mit einem Cushing-Syndrom ist die Haut normalerweise überpigmentiert.

(C) Bei Patienten mit einem Cushing-Syndrom findet man sehr niedrige ACTH-Konzentrationen im Blut.

(D) Morbus-Addison-Patienten weisen hohe CRH- und ACTH-Konzentrationen im Blut auf.

(E) Morbus-Addison-Patienten zeichnen sich u.a. durch eine stark pigmentierte Haut aus.

Bitte umblättern und sofort weiterarbeiten!

37) Speichel wird in zwei Stufen gebildet: Zuerst wird in den Speicheldrüsen ein „Primärspeichel" gebildet, der sich bei der Passage durch die Ausführungsgänge der Speicheldrüsen verändert; das Endprodukt ist der „Sekundärspeichel". Der Primärspeichel enthält Natrium- und Chlorid-Ionen in recht hoher Konzentration. Bei der Passage durch die Ausführungsgänge werden aus dem Primärspeichel ein Teil der Natrium- und Chlorid-Ionen ins Blut aufgenommen (resorbiert), und es werden Kalium- und Bikarbonat-Ionen hinzugegeben (sezerniert). Die Resorptions- und Sezernierungsrate für die genannten Ionen ist konstant, d.h. pro Zeiteinheit werden jeweils gleiche Mengen an Ionen resorbiert und sezerniert. Die Speichelproduktion variiert jedoch: Pro Minute können zwischen 0,1 und 4 ml Primärspeichel gebildet werden. Mit zunehmender Speichelproduktion nimmt der Speichelfluss zu und die „Verweildauer" des Speichels in den Ausführungsgängen ab.

Welche der folgenden Aussagen lässt bzw. lassen sich aus diesen Informationen ableiten?

I. Wenn sehr wenig Speichel produziert wird, ist die Bikarbonat-Ionen-Konzentration im Sekundärspeichel vergleichsweise hoch.

II. Wenn sehr viel Speichel produziert wird, ist die Natrium-Ionen-Konzentration im Sekundärspeichel vergleichsweise hoch.

III. Mit zunehmender Speichelproduktion nähert sich der Sekundärspeichel in seiner Zusammensetzung dem Primärspeichel an.

(A) Nur Aussage I lässt sich ableiten.
(B) Nur Aussage II lässt sich ableiten.
(C) Nur die Aussagen I und II lassen sich ableiten.
(D) Nur die Aussagen I und III lassen sich ableiten.
(E) Alle drei Aussagen lassen sich ableiten.

38) Die Konzentration von Wasserstoffionen (H^+) wird im Blut und in anderen Körperflüssigkeiten in engen Grenzen konstant gehalten. Ein Maß für die H^+-Konzentration ist der pH-Wert, der mit steigender H^+-Konzentration abnimmt und mit sinkender Konzentration zunimmt. Entscheidend für den pH-Wert im Blut sind die Konzentrationen an Kohlendioxid (CO_2) und an Hydrogencarbonat-Ionen (HCO_3^-). CO_2, das durch den Stoffwechsel des Körpers ständig entsteht, bildet durch Reaktion mit Wasser H^+, während HCO_3^- Wasserstoffionen bindet und dadurch neutralisiert. CO_2 wird über die Lunge abgeatmet, wobei die Abgabe umso höher ist, je intensiver geatmet wird. Die gesunde Niere kann den pH-Wert beeinflussen, indem sie in unterschiedlichem Maße H^+ oder HCO_3^- in den Urin ausscheidet. Auf diese Weise kann sie pH-Verschiebungen im Blut ausgleichen.

Bei einem Patienten ist die Atmung aufgrund einer Vergiftung mit einem Betäubungsmittel stark verlangsamt, und die Niere ist dabei, die Folgen dieser Störung auszugleichen. Welches Bild ist den Informationen zufolge bei diesem Patienten zu erwarten?
(↑: erhöht, ↓: erniedrigt)

	CO_2-Konzentration im Blut	pH-Wert im Blut	H^+- Ausscheidung in der Niere	HCO_3^--Ausscheidung in der Niere
(A)	↓	↑	↑	↑
(B)	↓	↓	↑	↓
(C)	↑	↑	↓	↑
(D)	↑	↓	↑	↓
(E)	↑	↓	↓	↑

39) Die Nebennieren sind paarige, den oberen Polen der Nieren aufliegende Drüsen. In der Nebennierenrinde wird u.a. das lebenswichtige Hormon Cortisol produziert. Der Rhythmus der Cortisolproduktion sowie die produzierte Hormonmenge unterliegen einer zentralen Steuerung: In einer bestimmten Region des Gehirns, dem Hypothalamus, wird das Corticotropin-Releasing-Hormon (CRH) gebildet, das in der Hirnanhangsdrüse die Freisetzung des Hormons Corticotropin ins Blut bewirkt. Dieses wiederum stimuliert die Abgabe von Cortisol aus der Nebennierenrinde ins Blut. Die Konzentration von Cortisol im Blut reguliert die Bildung von CRH: Bei hoher Cortisolkonzentration wird die CRH-Ausschüttung gedrosselt, bei niedriger gesteigert.

Welche der folgenden Aussagen lässt bzw. lassen sich aus diesen Informationen ableiten?

I. Eine Erhöhung der Hormonproduktion in der Hirnanhangsdrüse kann durch eine Senkung der Cortisol-Konzentration im Blut bedingt sein.

II. Nach einer operativen Entfernung der Hirnanhangsdrüse wird vermehrt CRH gebildet.

III. Nach einer operativen Entfernung der Nebennieren sinkt die CRH-Konzentration im Blut.

(A) Nur Aussage I lässt sich ableiten.
(B) Nur Aussage II lässt sich ableiten.
(C) Nur die Aussagen I und II lassen sich ableiten.
(D) Nur die Aussagen I und III lassen sich ableiten.
(E) Nur die Aussagen II und III lassen sich ableiten.

Bitte umblättern und sofort weiterarbeiten!

40) Normalerweise werden in den Nieren täglich rund 180 l „Primärharn“ aus den etwa 5 l Blut gebildet, das immer wieder die Nieren durchläuft. Die Konzentration kleinmolekularer Substanzen, so z.B. des im Stoffwechsel gleichmäßig entstehenden Creatinins, ist im Primärharn gleich derjenigen im Blut. Ein Großteil des Primärharn-Wassers wird wieder ins Blut aufgenommen (resorbiert), so dass das Volumen des aus dem Körper ausgeschiedenen Urins wesentlich geringer ist als das des Primärharns. Creatinin wird nicht resorbiert.
Bei einem Patienten werden 0,8 mg Creatinin pro 100 ml Blut gemessen; bei einer späteren Untersuchung stellt man bei diesem Patienten eine Creatininkonzentration von 1,6 mg pro 100 ml Blut fest, obgleich sowohl die Creatininproduktion als auch die Creatininmenge, die täglich ausgeschieden wird, gleichgeblieben sind.

Welcher der im Folgenden beschriebenen Sachverhalte kann als Erklärung für dieses Untersuchungsergebnis dienen?

(A) Die Urinausscheidung hat sich halbiert.

(B) Es werden jetzt nur noch 90 l Primärharn pro Tag gebildet.

(C) Es wird mehr Primärharn-Wasser resorbiert.

(D) Es werden etwa 10 mg Creatinin pro Tag gebildet.

(E) Das Blutvolumen hat sich erhöht.

41) Die Bogengänge unseres Innenohrs registrieren Drehungen des Kopfes. Die annähernd kreisförmig gebogenen Röhren enthalten flüssige Endolymphe, die aufgrund ihrer Trägheit den Bewegungen des Kopfes nur verzögert folgen kann. In jedem Bogengang ragt eine Gallertfahne (Cupula) in die Endolymphe. Wird die Endolymphe in Bewegung versetzt, wird die Cupula in die Strömungsrichtung abgebogen; strömt die Endolymphe nicht, befindet sich die Cupula in ihrer Normalstellung. Das Abbiegen der Cupula reizt mit ihr verbundene Sinneszellen, welche nur auf Strömungen der Endolymphe reagieren. Abbiegen der Cupula in die eine Richtung öffnet Kalium-Kanäle in der Membran der Sinneszellen und erhöht so den schon bei normalem Membranpotential vorhandenen Kalium-Einstrom, wodurch es zu einer elektrischen Depolarisation der Sinneszellen kommt. Auslenkung in die entgegengesetzte Richtung verringert den Kalium-Einstrom mit der Folge einer Hyperpolarisation. Die nachgeordneten Nervenfasern zeigen schon in Ruhe Aktionspotentiale (AP), deren Frequenz durch Depolarisation der Sinneszellen erhöht, durch Hyperpolarisation gesenkt wird.

Im Folgenden sei jener Bogengang betrachtet, bei dem eine einsetzende Linksdrehung des Kopfes zu einer Frequenzzunahme des AP der nachgeordneten Nervenfasern führt. Welche der folgenden Aussagen lässt sich aus diesen Informationen ableiten?

(A) Bei einer kurzen Kopfdrehung nach rechts strömt zunächst mehr, dann weniger Kalium in die Sinneszellen als in Ruhe.

(B) Nach Beendigung einer langandauernden Rechtsdrehung (z.B. auf einem Drehstuhl) sinkt der Kalium-Einstrom zunächst unter seinen Ruhewert.

(C) Bei andauernder Linksdrehung strömt zunehmend mehr Kalium in die Sinneszellen.

(D) Wird der Körper für längere Zeit mit konstanter Geschwindigkeit gedreht, so unterscheidet sich die Frequenz der AP der nachgeordneten Nervenfasern nur zu Beginn und am Ende der Drehung vom Ruhewert.

(E) Die AP-Frequenzen der nachgeordneten Nervenfasern unterscheiden sich bei liegenden und stehenden Menschen.

42) Ob es sich bei einseitiger Schwerhörigkeit um eine Schallleitungs- oder Schallempfindungsstörung handelt, kann man mittels zweier Stimmgabeltests unterscheiden:
Beim Rinne-Test setzt man eine angeschlagene Stimmgabel hinter dem Ohr auf den Schädel auf. Nachdem der Ton (der über die sogenannte Knochenleitung zum Innenohr gelangt) unhörbar geworden ist, wird die noch schwingende Stimmgabel vors Ohr gehalten; sowohl ein gesundes Ohr als auch ein schallempfindungsgestörtes Ohr hört den Ton nun wieder (= „Rinne positiv"), ein schallleitungsgestörtes Ohr hört ihn nicht (= „Rinne negativ").
Beim Weber-Test wird die Stimmgabel auf die Schädelmitte aufgesetzt. Bei einer Schallleitungsstörung wird der Ton lediglich im kranken Ohr gehört; ein Gesunder hört den Ton auf beiden Ohren gleich gut. Bei einer Schallempfindungsstörung wird – je nach Frequenz der Stimmgabel und dem Frequenzbereich der Hörstörung – der Ton entweder auf beiden Ohren gleich gut oder nur im nicht schallempfindungsgestörten Ohr gehört.

Eine Patientin hat auf dem linken Ohr eine Schallempfindungsstörung zwischen 100 Hz und 600 Hz und auf dem rechten Ohr eine Schallleitungsstörung. Beide Tests werden jeweils mit Stimmgabeln von 300 Hz und von 1 000 Hz durchgeführt.

Welcher der folgenden Befunde ist bei dieser Patientin zu erwarten?

(A) 300 Hz-Stimmgabel
Weber: Hörerfolg nur im rechten Ohr
Rinne: links positiv, rechts negativ

(B) 300 Hz-Stimmgabel
Weber: Hörerfolg nur im linken Ohr
Rinne: links positiv, rechts negativ

(C) 300 Hz-Stimmgabel
Weber: Hörerfolg auf beiden Ohren
Rinne: links negativ, rechts positiv

(D) 1 000 Hz-Stimmgabel
Weber: Hörerfolg nur im linken Ohr
Rinne: links positiv, rechts negativ

(E) 1 000 Hz-Stimmgabel
Weber: Hörerfolg nur im rechten Ohr
Rinne: links negativ, rechts positiv

Bitte umblättern und
sofort weiterarbeiten!

43) Die Qualität neuer klinischer Labor-Untersuchungsmethoden kann man durch ihre „Empfindlichkeit" und ihre „Spezifität" kennzeichnen. Die Empfindlichkeit einer bestimmten Methode ist definiert als die Zahl der kranken Personen, bei denen die Methode diese Krankheit korrekt diagnostiziert, dividiert durch die Gesamtzahl der tatsächlich kranken Personen. Die Spezifität ist dagegen die Zahl der tatsächlich gesunden Personen, bei denen die Methode normale („gesunde") Werte liefert, dividiert durch die Gesamtzahl der tatsächlich gesunden Personen.

Welche der folgenden Aussagen lässt sich aus diesen Informationen nicht ableiten?

(A) Bei hoher Empfindlichkeit ist die Spezifität zwangsläufig gering.

(B) Bei hoher Empfindlichkeit wird nur ein geringer Prozentsatz der Kranken übersehen.

(C) Spezifität und Empfindlichkeit liegen jeweils auf einer Skala von 0 bis 1.

(D) Bei geringer Spezifität wird ein vergleichsweise hoher Prozentsatz der Gesunden fälschlicherweise als krank eingestuft.

(E) Existiert nur eine Methode zum Nachweis einer Krankheit, kann man deren Empfindlichkeit und Spezifität nicht ermitteln.

44) Die Wirkung gefäßerweiternder Arzneimittel kann auf ganz unterschiedlichen Vorgängen in den Muskelzellen der Gefäßwände beruhen: Nitrate wie z.B. das Isosorbid-Dinitrat aktivieren das Enzym Guanylat-Cyclase, welches die Konzentration von Calcium in der Muskelzelle senkt. Kalium-Kanal-Öffner wie z.B. das Cromakalim verändern das elektrische Membranpotential, was ebenfalls zu einer Senkung der Calcium-Konzentration in der Zelle führt. Die verringerte Calcium-Konzentration hat zur Folge, dass die Kontraktionskraft der Gefäßmuskelzellen abgeschwächt wird. Sie erschlaffen, wodurch sich die Gefäße erweitern. Nicorandil ist ein gefäßerweiterndes Arzneimittel, das sowohl die Wirkung der Nitrate als auch der Kalium-Kanal-Öffner besitzt.
Die Substanz Methylenblau hemmt das Enzym Guanylat-Cyclase. Die Substanz Glibenclamid hemmt den Effekt von Kalium-Kanal-Öffnern an der Zellmembran.

Welche der folgenden Aussagen lässt bzw. lassen sich aus diesen Informationen ableiten?

I. Unter der Einwirkung von Methylenblau erschlaffen die Gefäßmuskelzellen.

II. Glibenclamid verringert die zelluläre Calcium-Konzentration in den Gefäßmuskelzellen.

III. Nach Verabreichung von Methylenblau hat Nicorandil keine gefäßerweiternde Wirkung mehr.

(A) Nur Aussage I lässt sich ableiten.
(B) Nur Aussage II lässt sich ableiten.
(C) Nur Aussage III lässt sich ableiten.
(D) Nur die Aussagen I und II lassen sich ableiten.
(E) Keine der drei Aussagen lässt sich ableiten.

45) Im Hellen verengen sich die Pupillen, im Dunkeln weiten sie sich. Diese lichtmengenabhängige Pupillenreaktion entsteht folgendermaßen: Von jedem Auge werden die Belichtungs-Signale von der Netzhaut im jeweiligen Sehnerv über die „optische Kreuzung“ und die seitlichen „Kniehöcker“ zur Sehrinde im Hinterkopf weitergeführt. Etwa im Bereich der Kniehöcker zweigen Nervenfasern zum Westphal-Edinger-Kern des Mittelhirns ab, in dem Signale beider Augen summiert und vermischt werden. Von dort verlaufen auf der rechten und der linken Seite die Nervenfasern über die Ciliar-Ganglien zu den Augen, in denen sich bei entsprechender Nervenaktivität die Pupillen verengen. Durch einen Vergleich der Pupillenreaktion bei gleichzeitiger und getrennter Belichtung der Augen kann man Störungen dieser Nervenwege lokalisieren.

Welche der folgenden Aussagen lässt sich aus diesen Informationen ableiten?

(A) Bei Blinden mit einer Schädigung der Sehrinde ist die Pupillenreaktion abgeschwächt.

(B) Bei Blindheit auf einem Auge, die auf einer Zerstörung des betreffenden Sehnervs beruht, reagieren – wenn beide Augen gleichzeitig belichtet werden – beide Pupillen.

(C) Ist der linke Sehnerv zerstört, so tritt bei isolierter Belichtung des rechten Auges am linken Auge keine Pupillenreaktion auf.

(D) Bei zerstörtem rechtem Ciliar-Ganglion ist die Pupillenreaktion links gestört, wenn das rechte Auge belichtet wird.

(E) Eine Zerstörung des Westphal-Edinger-Kerns im Mittelhirn hat Erblindung zur Folge.

Bitte umblättern und
sofort weiterarbeiten!

46) In der Membran vieler Zellen gibt es einen gekoppelten Transportmechanismus (Kotransport) für kleine Ionen, welcher Chlorid-Ionen (Cl^-), Kalium-Ionen (K^+) und Natrium-Ionen (Na^+) im festen Verhältnis von 2:1:1 vom Extrazellulär-Raum durch die Zellmembran hindurch in die Zellen transportiert. Durch einen anderen Transportmechanismus, die Na^+-K^+-Pumpe, wird ständig Na^+ im Austausch gegen K^+ aus der Zelle hinausbefördert, wodurch die Na^+-Konzentration in der Zelle nur 1/10 der Na^+-Konzentration im Extrazellulär-Raum beträgt. Der so erzeugte, ins Zellinnere gerichtete „Na^+-Konzentrationsgradient" liefert die Energie für den Kotransport. Der Kotransport akzeptiert anstelle von Cl^- auch kleine Anionen wie Fluorid, nicht aber große Anionen wie Propionat. Das Zellgift Digoxin hemmt die Na^+-K^+-Pumpe, während die Substanz Furosemid den Kotransport zum Erliegen bringt.

Welche der folgenden Aussagen lässt sich aus diesen Informationen ableiten?

(A) Wird extrazelluläres Cl^- durch Propionat ersetzt, ist der Auswärtstransport von K^+ gestört.

(B) Wird extrazelluläres Cl^- durch Fluorid ersetzt, ist der vom Kotransport getragene Einwärtstransport von Na^+ gestört.

(C) Furosemid hemmt den Transport von K^+ aus der Zelle in den Extrazellulär-Raum.

(D) Eine Vergiftung der Zellen mit Digoxin führt indirekt zu einer Beschleunigung des Kotransports.

(E) Eine Verringerung des extrazellulären Na^+ auf 1/10 der üblichen Konzentration hat einen gleichsinnigen Effekt auf den Na^+-Transport wie die Verabreichung von Furosemid.

47) In den Skelettmuskeln des Menschen befinden sich die Muskelspindeln, aus denen Nervenfasern (Ia-Fasern) zum Rückenmark führen. Bei Dehnung eines Muskels, z.B. durch einen Hammerschlag auf seine Sehne, senden die Muskelspindeln vermehrt Signale über die Ia-Fasern zum Rückenmark. Dort haben die Ia-Fasern mit zwei Nervenzelltypen Kontakt: 1. mit motorischen Vorderhornzellen, deren Fortsätze denjenigen Muskel zur Kontraktion bringen, der gedehnt worden ist (z.B. der Unterarmbeuger, Bizeps); 2. mit zwischengeschalteten Nervenzellen, die aus ihren Endigungen einen Hemmstoff auf die motorischen Vorderhornzellen des Gegenspieler-Muskels (in unserem Beispiel des Unterarmstreckers, Trizeps) abgeben und diesen dadurch inaktivieren, so dass er sich nicht mehr kontrahieren kann.
Das Gift des Tetanus-Erregers bewirkt, dass aus den zwischengeschalteten Nervenzellen kein Hemmstoff mehr ausgeschüttet wird.

Welche der folgenden Aussagen lässt sich aus diesen Informationen nicht ableiten?

(A) Wenn die Ia-Fasern des Trizeps durchschnitten werden, kann sich dieser nicht mehr kontrahieren.

(B) Ein Hammerschlag auf die Sehne des Bizeps führt zu einer Kontraktion des Bizeps.

(C) Ein Hammerschlag auf die Sehne des Bizeps führt zu einer Hemmung der Kontraktion des Trizeps.

(D) In Gegenwart von Tetanusgift kommt es bei einem Hammerschlag auf die Sehne des Bizeps zur Kontraktion des Bizeps.

(E) Beim Tetanuskranken besteht die Möglichkeit gleichzeitiger Kontraktionen von Beuge- und Streckmuskeln.

48) Im Kniegelenk kann der Unterschenkel gebeugt und gestreckt sowie nach innen und außen gedreht werden, wobei die Drehungen praktisch nur bei gebeugtem Kniegelenk möglich sind. Der bei beiden Beinen jeweils vom Femoralisnerven innervierte Musculus (M.) quadriceps bewirkt die Streckung des Unterschenkels im Kniegelenk, der vom Nervus (N.) tibialis und vom N. peronaeus innervierte M. biceps femoris seine Beugung und Außendrehung. Der M. semimembranosus, der M. semitendinosus und der M. popliteus, die alle drei vom N. tibialis innerviert werden, sind sowohl an der Beugung als auch an der Innendrehung des Unterschenkels beteiligt; diese Bewegungen sind auch dann möglich, wenn lediglich noch einer der normalerweise beteiligten Muskeln funktionsfähig ist. Auch der M. biceps femoris ist bei Innervation durch lediglich einen Nerven noch funktionsfähig. Der Ausfall eines Nervs hat die schlaffe Lähmung des zugehörigen Muskels zur Folge.

Welche der nachfolgenden Aussagen lässt bzw. lassen sich aus diesen Informationen ableiten, wenn angenommen wird, dass außer den genannten keine anderen Muskeln auf das Kniegelenk einwirken?

I. Nach einem Ausfall des N. peronaeus kann der Betroffene den Unterschenkel im Kniegelenk nur noch strecken und nach innen drehen.

II. Ein Ausfall des N. femoralis hat zur Folge, dass der Betroffene u.a. nicht mehr Rad fahren kann.

III. Nach einem Ausfall des N. tibialis kann der Betroffene den Unterschenkel zwar noch nach außen, aber nicht mehr nach innen drehen.

(A) Nur Aussage I lässt sich ableiten.
(B) Nur Aussage II lässt sich ableiten.
(C) Nur Aussage III lässt sich ableiten.
(D) Nur die Aussagen I und II lassen sich ableiten.
(E) Nur die Aussagen II und III lassen sich ableiten.

Nicht umblättern! Warten Sie auf das Zeichen des Testleiters! STOPP

Schlauchfiguren **Bearbeitungszeit: 15 Minuten**

Die folgenden Aufgaben prüfen Ihr räumliches Vorstellungsvermögen. Jede der Aufgaben besteht aus zwei Abbildungen eines durchsichtigen Würfels, in dem sich ein oder zwei Kabel befinden. Die erste Abbildung (links) zeigt Ihnen stets die Vorderansicht (Frontansicht) des Würfels; auf dem rechten Bild daneben ist derselbe Würfel noch einmal abgebildet; Sie sollen herausfinden, ob von rechts (r), links (l), unten (u), oben (o) oder hinten (h).

Beispielaufgabe:

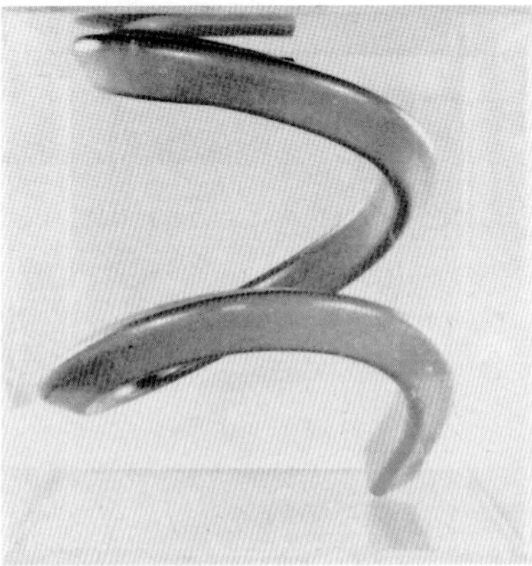

(A): r
(B): l
(C): u
(D): o
(E): h

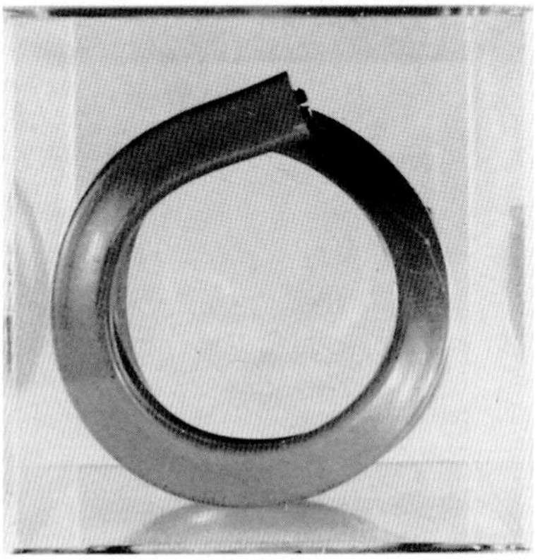

Hier sehen Sie den Würfel von vorne! Hier sehen Sie den Würfel von ...?

Auf dem rechten Bild sehen Sie den Würfel von oben; Sie müssten auf Ihrem Antwortbogen unter der entsprechenden Aufgabennummer (D) markieren.

49)

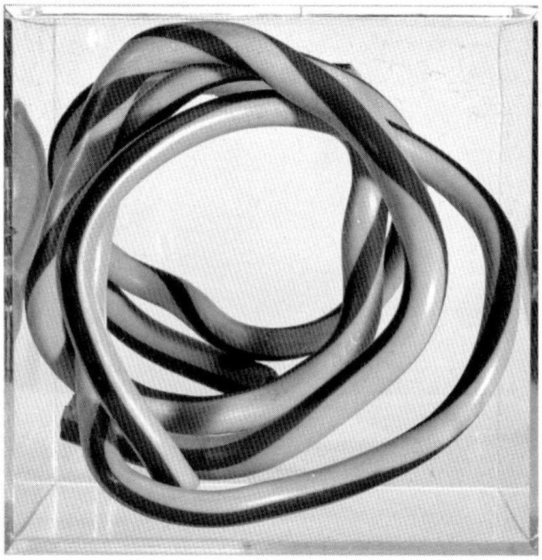

(A): r
(B): l
(C): u
(D): o
(E): h

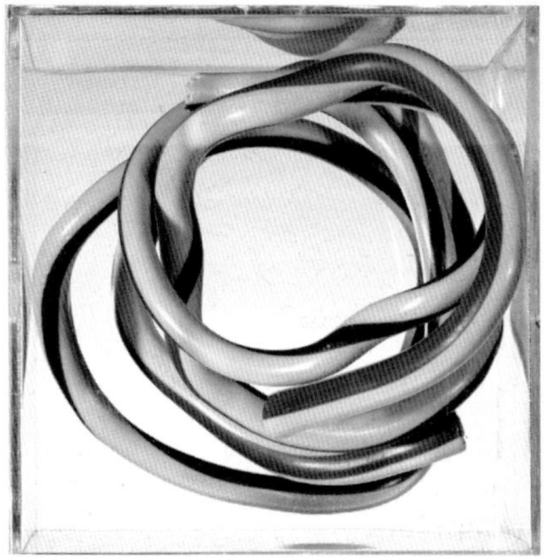

50)

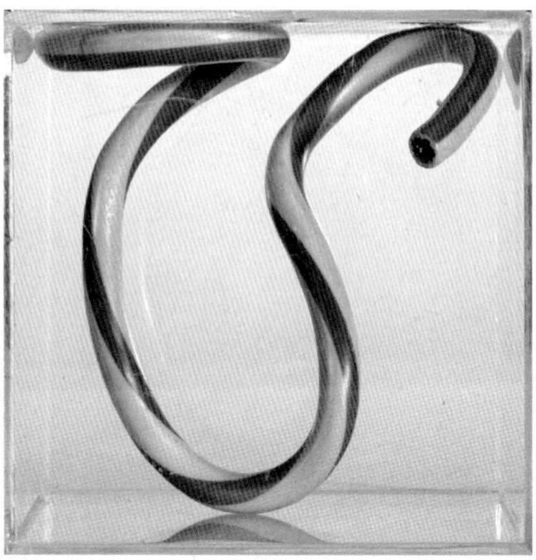

(A): r
(B): l
(C): u
(D): o
(E): h

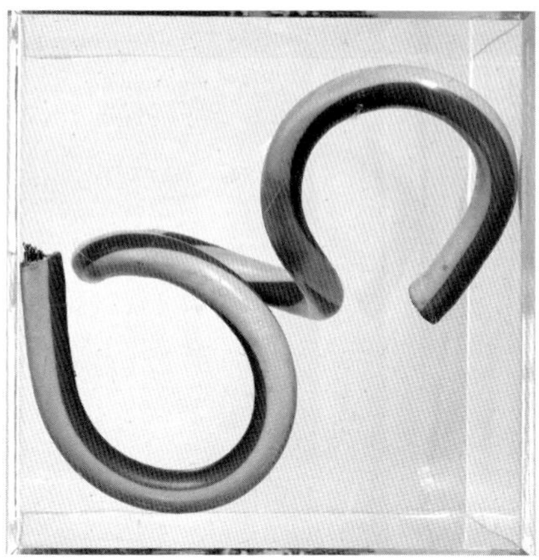

51)

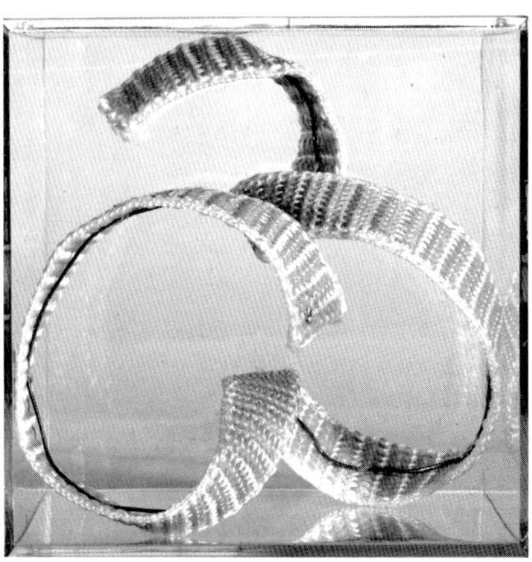

(A): r
(B): l
(C): u
(D): o
(E): h

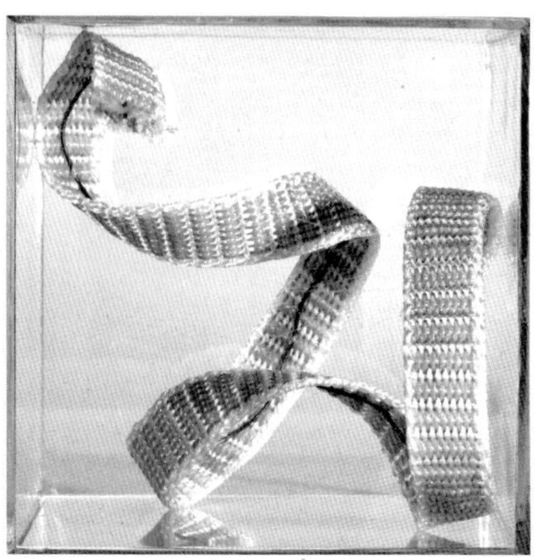

Bitte umblättern und
sofort weiterarbeiten!

52)

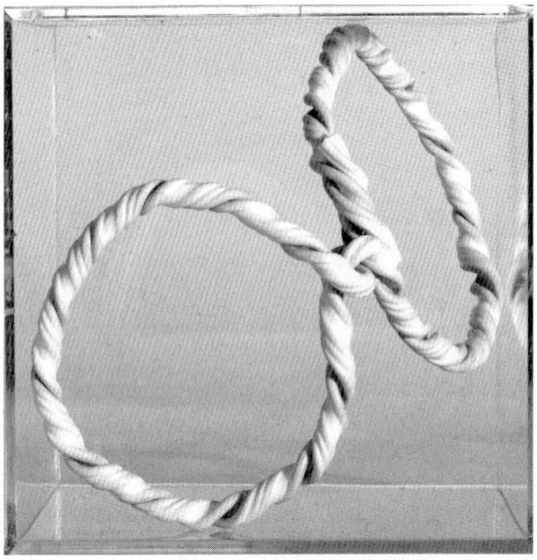

(A): r
(B): l
(C): u
(D): o
(E): h

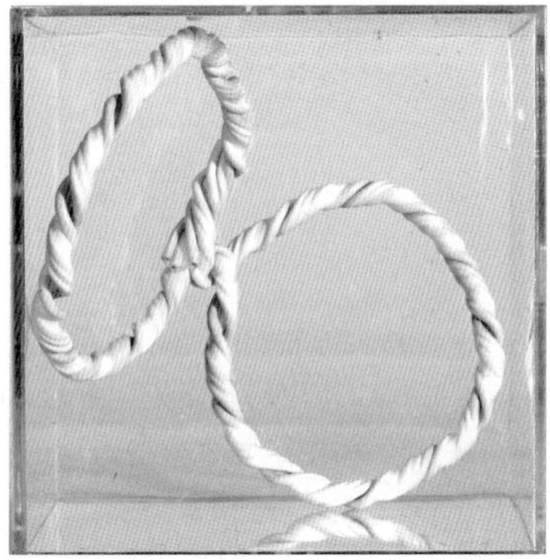

53)

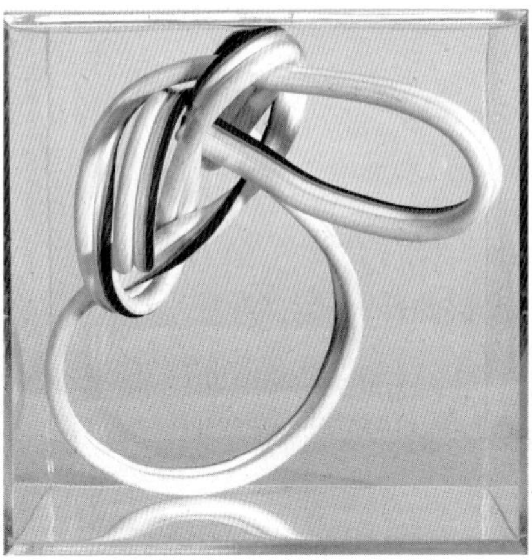

(A): r
(B): l
(C): u
(D): o
(E): h

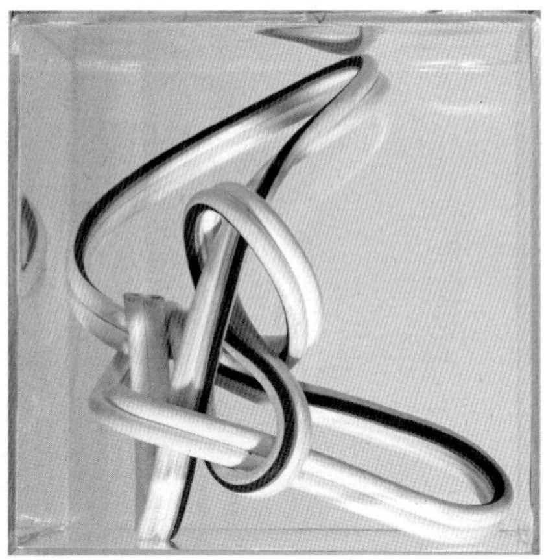

54)

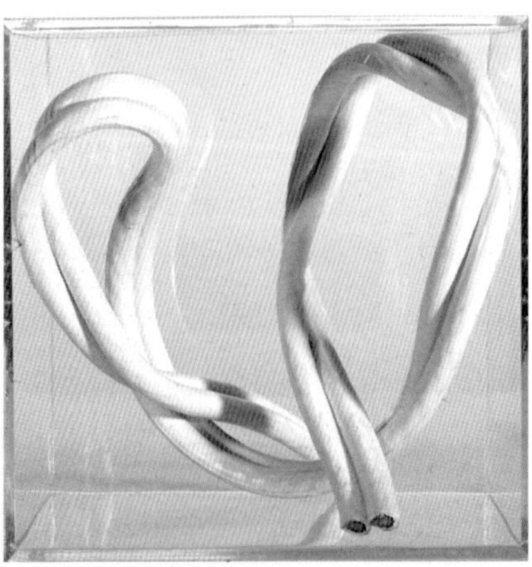

(A): r
(B): l
(C): u
(D): o
(E): h

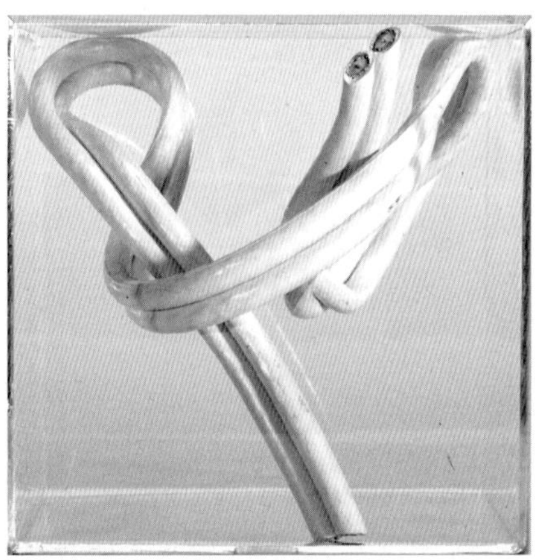

55)

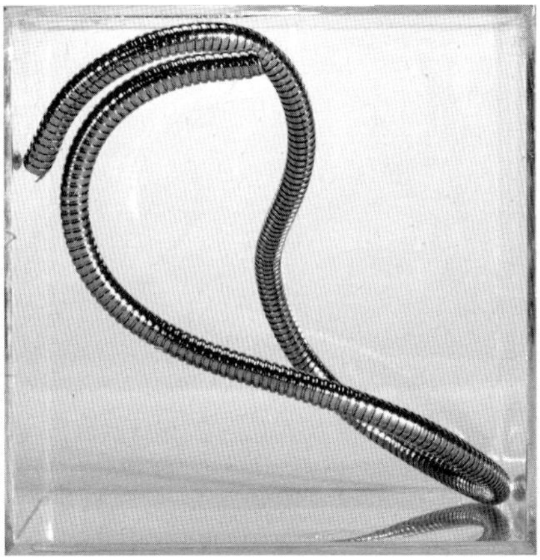

(A): r
(B): l
(C): u
(D): o
(E): h

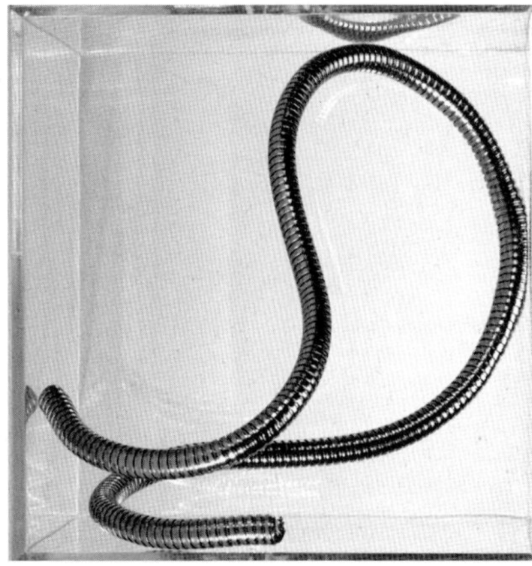

56)

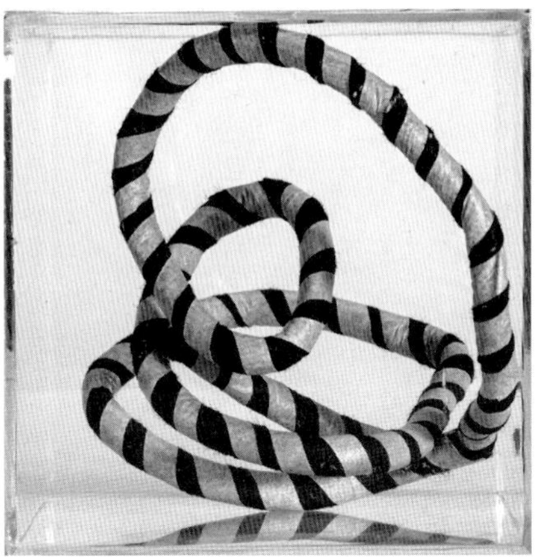

(A): r
(B): l
(C): u
(D): o
(E): h

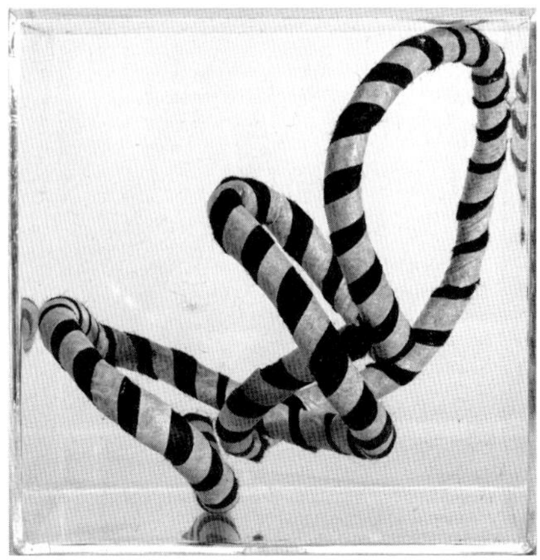

57)

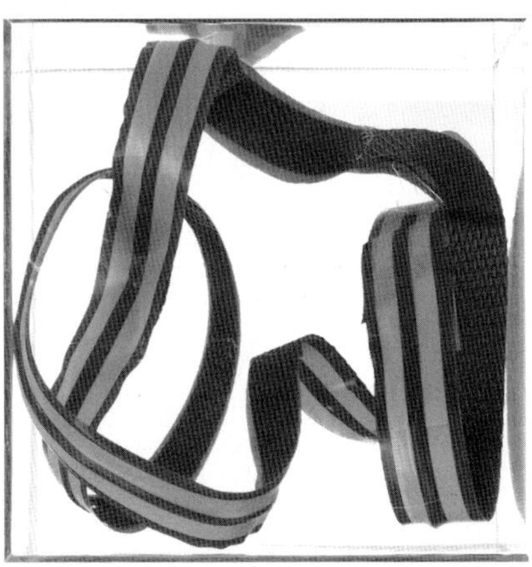

(A): r
(B): l
(C): u
(D): o
(E): h

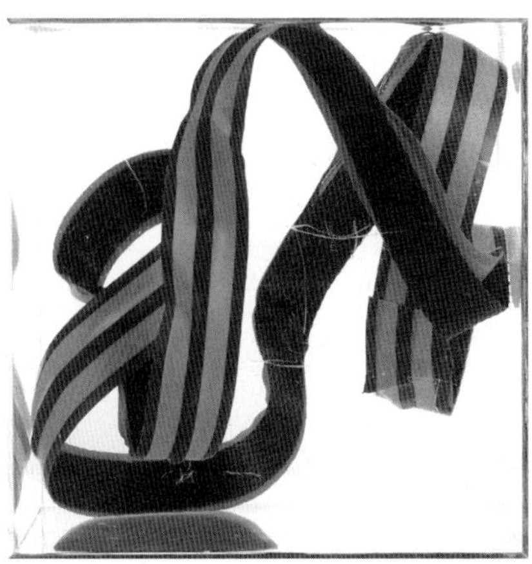

Bitte umblättern und
sofort weiterarbeiten!

58)

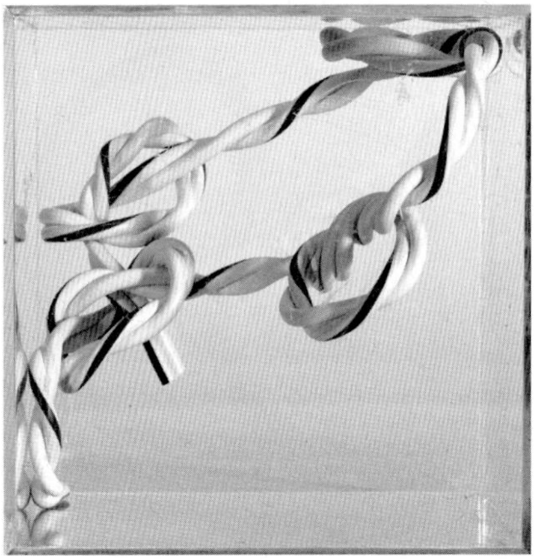

(A): r
(B): l
(C): u
(D): o
(E): h

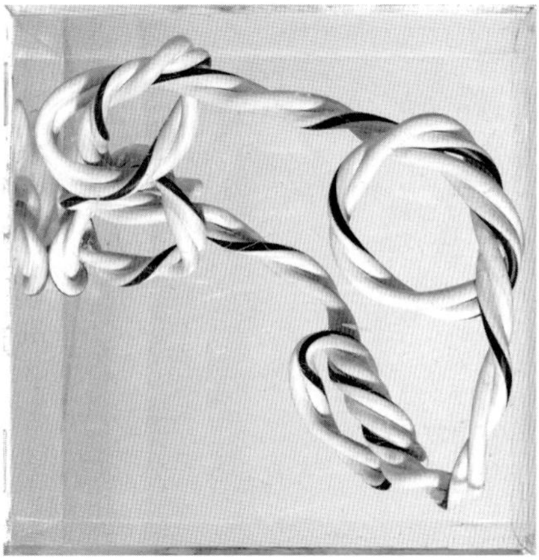

59)

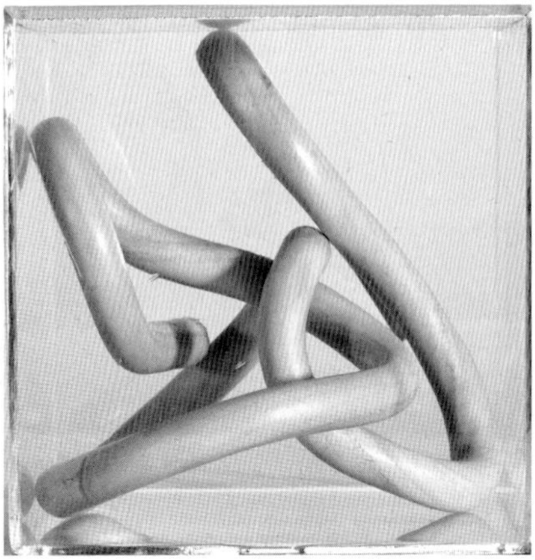

(A): r
(B): l
(C): u
(D): o
(E): h

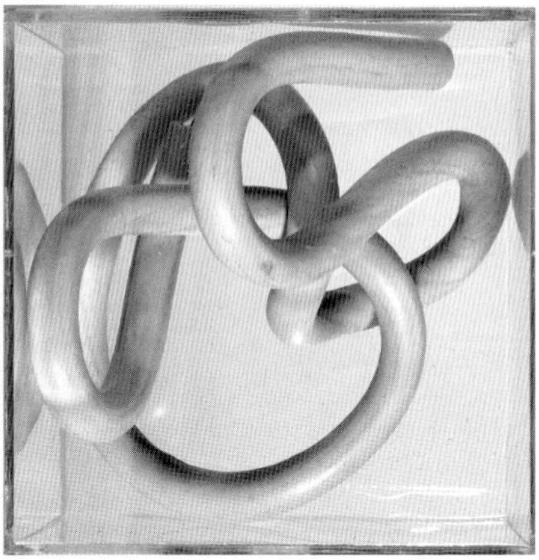

60)

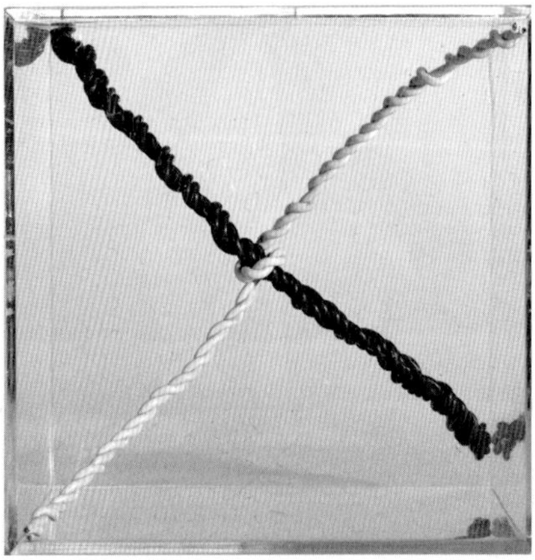

(A): r
(B): l
(C): u
(D): o
(E): h

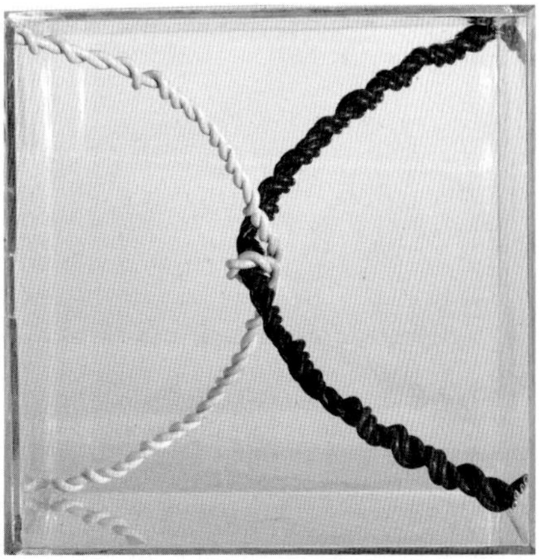

61)

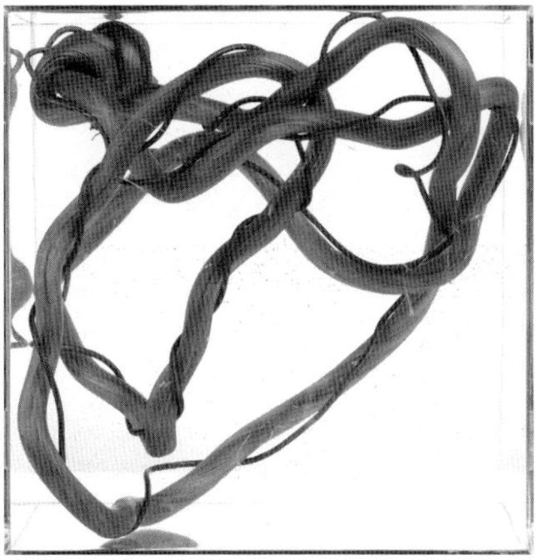

(A): r
(B): l
(C): u
(D): o
(E): h

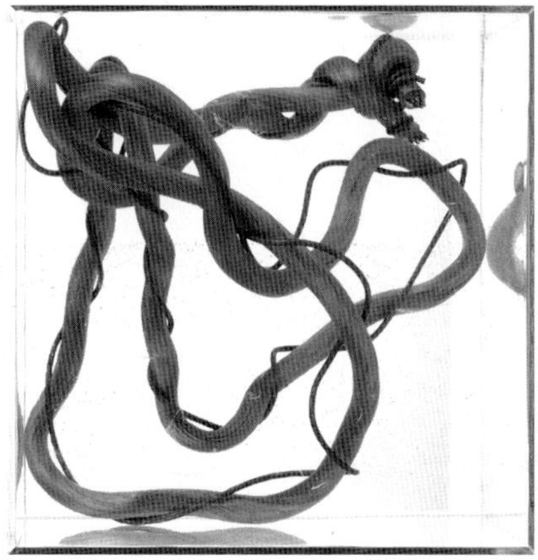

62)

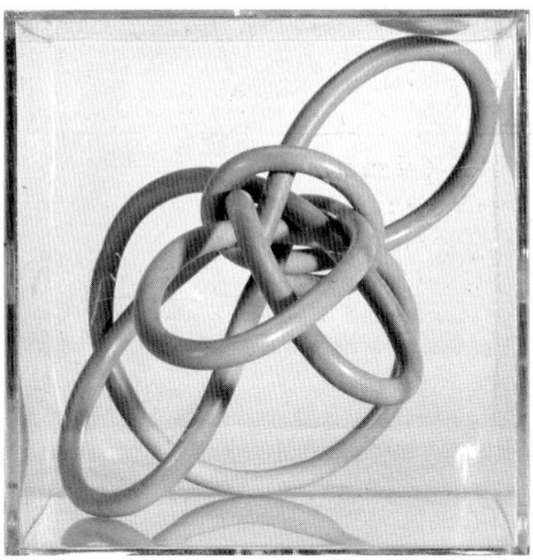

(A): r
(B): l
(C): u
(D): o
(E): h

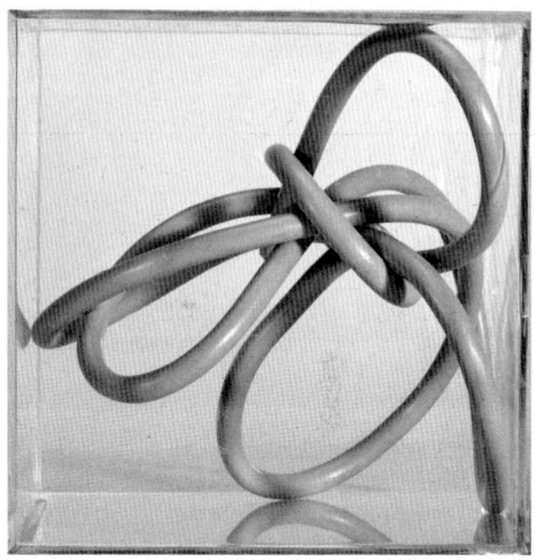

63)

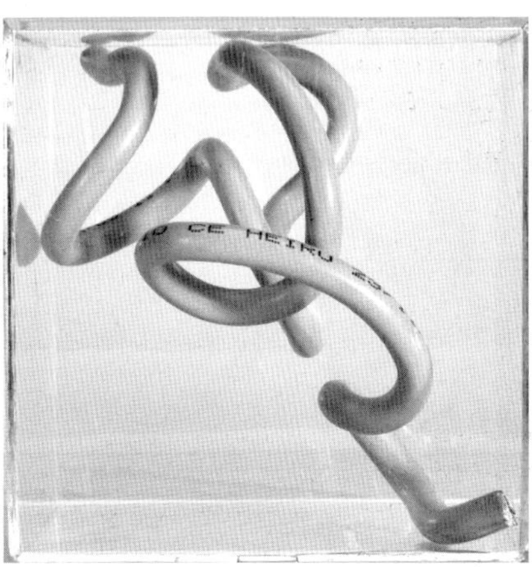

(A): r
(B): l
(C): u
(D): o
(E): h

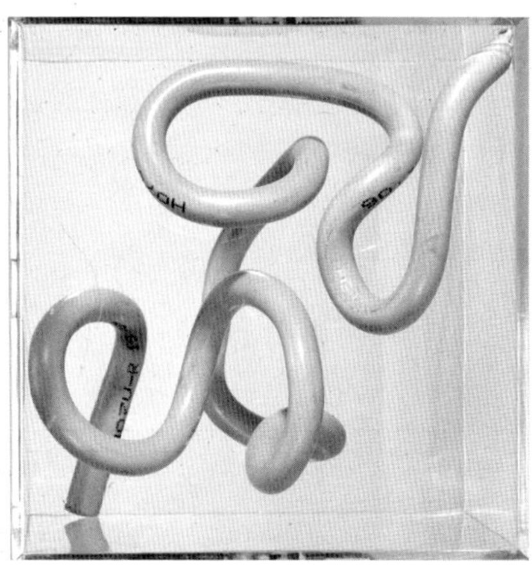

Bitte umblättern und sofort weiterarbeiten!

64)

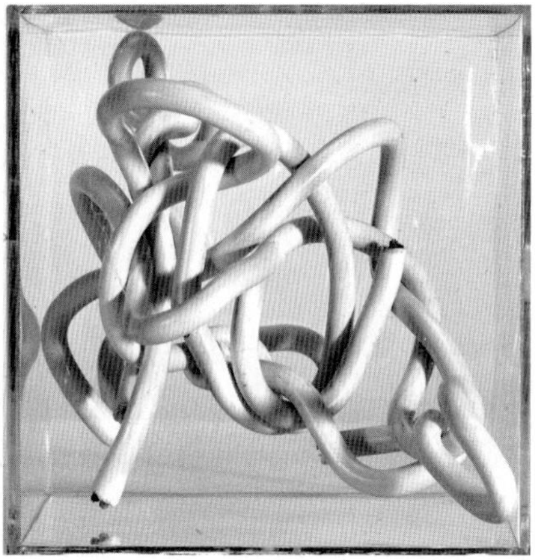

(A): r
(B): l
(C): u
(D): o
(E): h

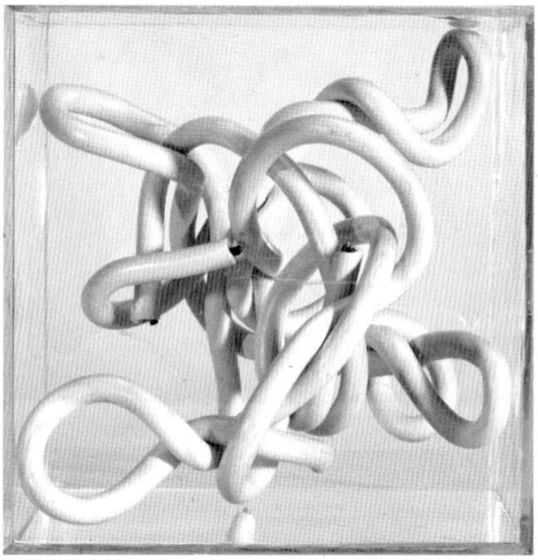

65)

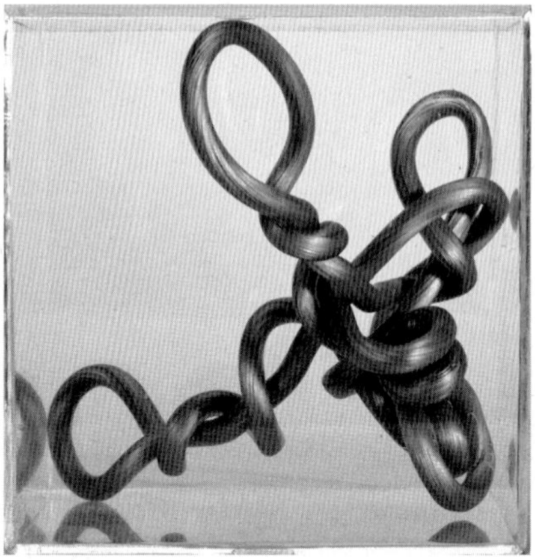

(A): r
(B): l
(C): u
(D): o
(E): h

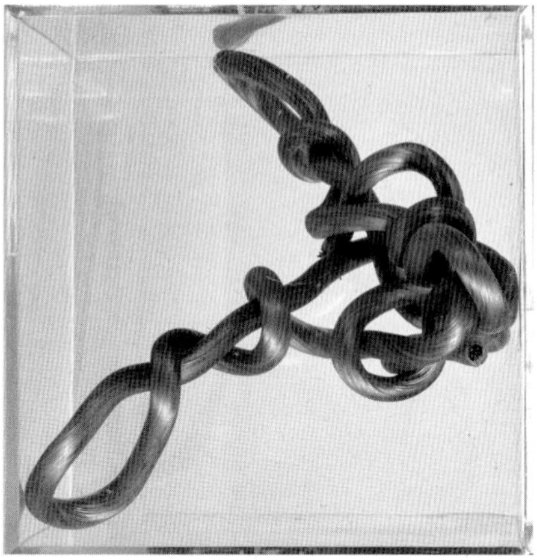

66)

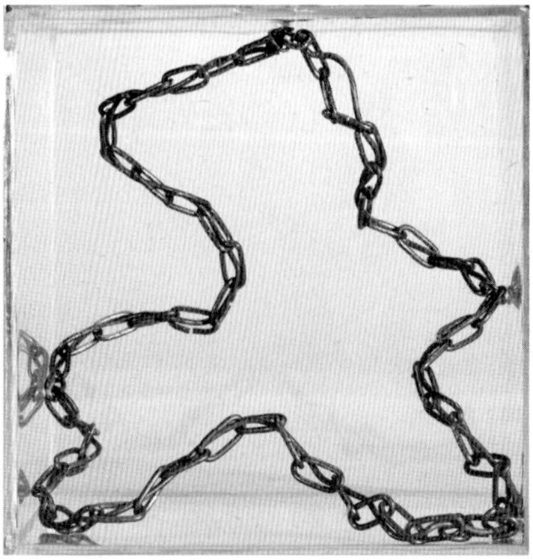

(A): r
(B): l
(C): u
(D): o
(E): h

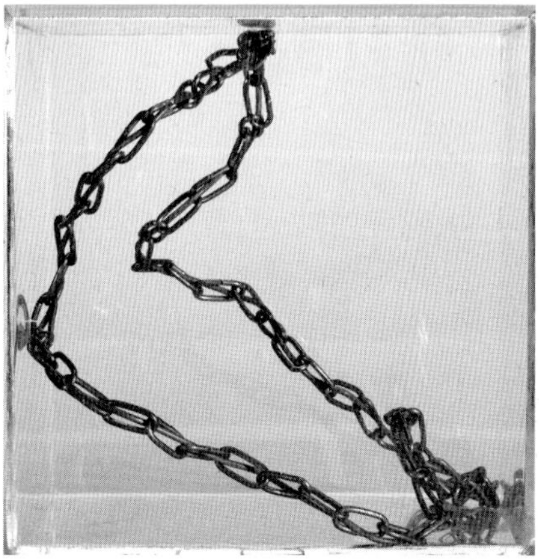

67)

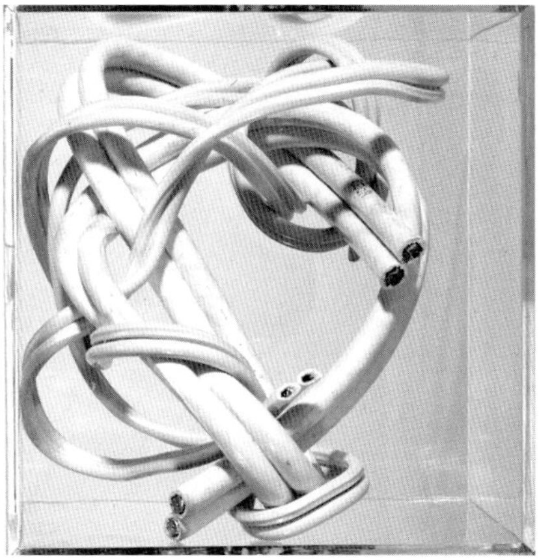

(A): r
(B): l
(C): u
(D): o
(E): h

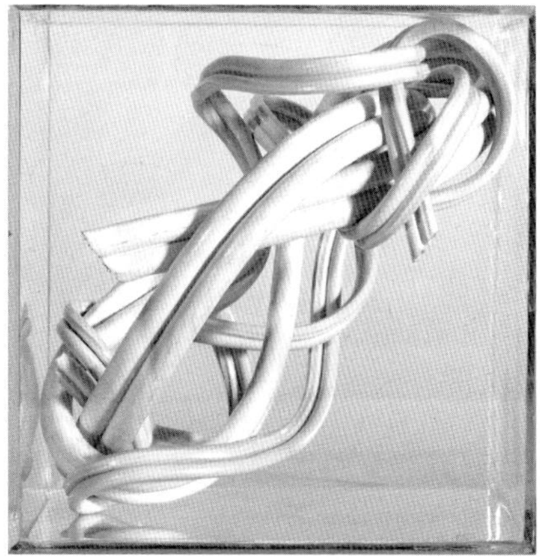

68)

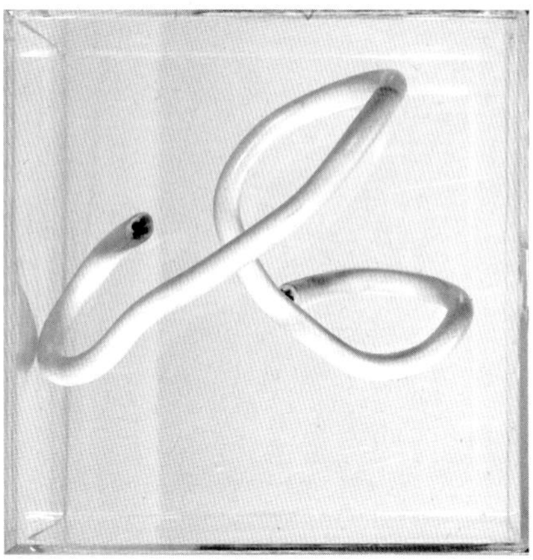

(A): r
(B): l
(C): u
(D): o
(E): h

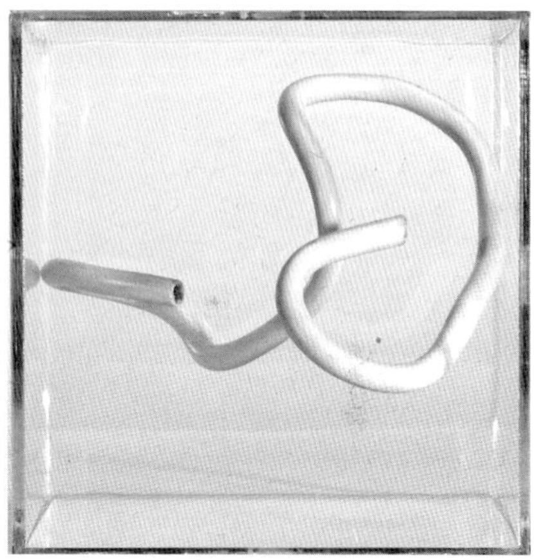

69)

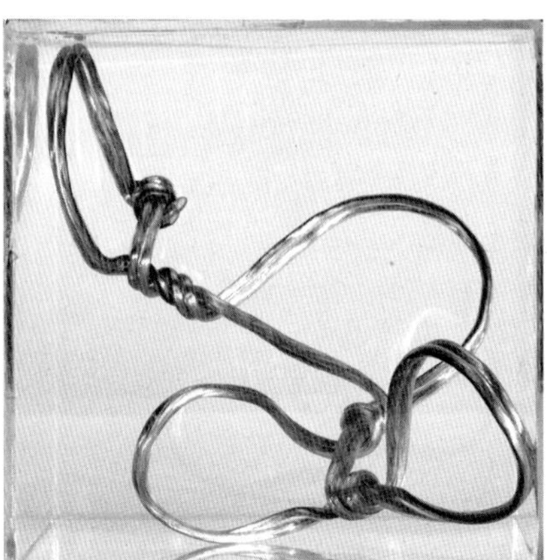

(A): r
(B): l
(C): u
(D): o
(E): h

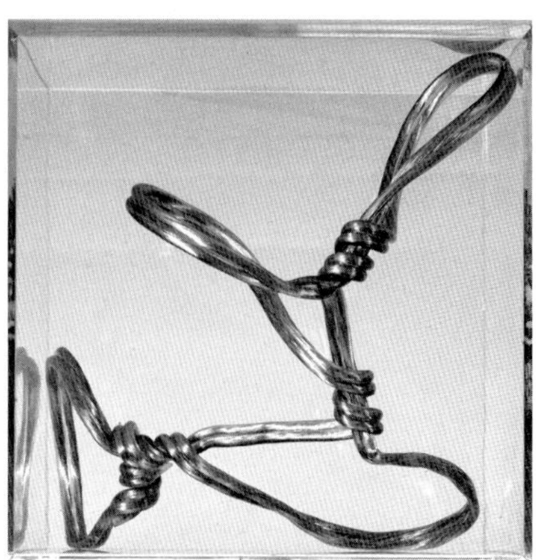

Bitte umblättern und sofort weiterarbeiten!

70)

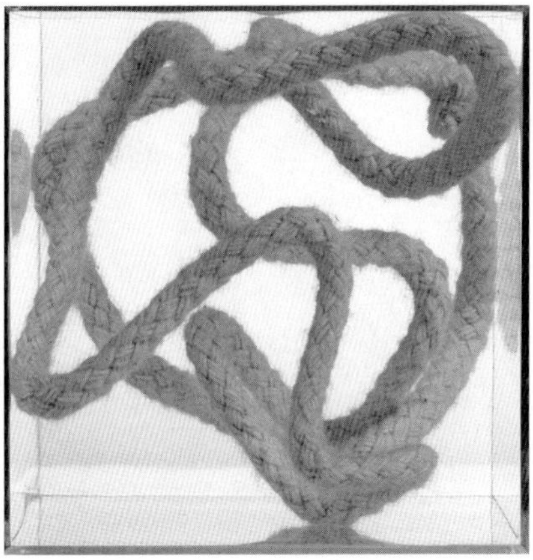

(A): r
(B): l
(C): u
(D): o
(E): h

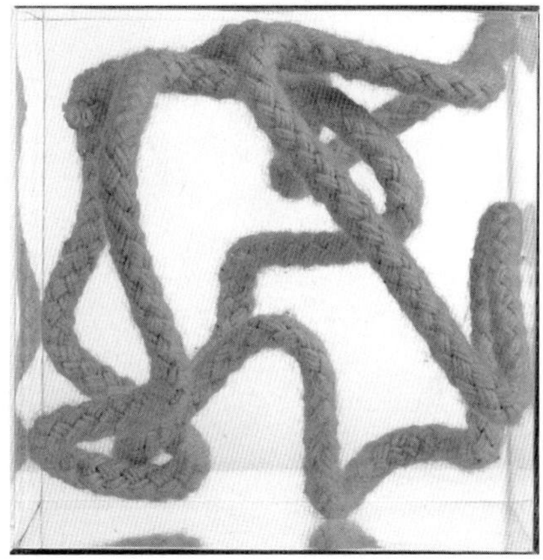

71)

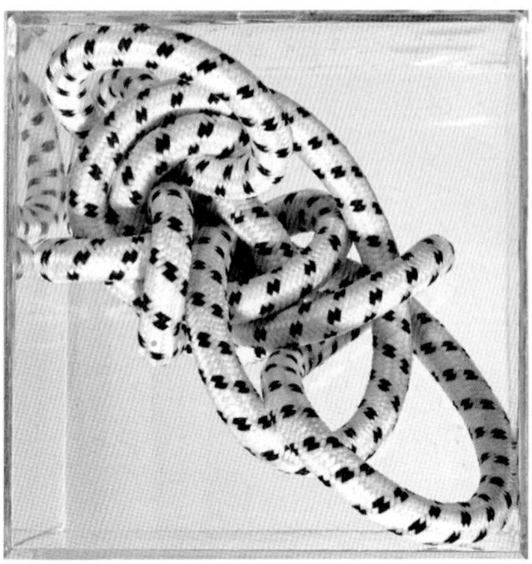

(A): r
(B): l
(C): u
(D): o
(E): h

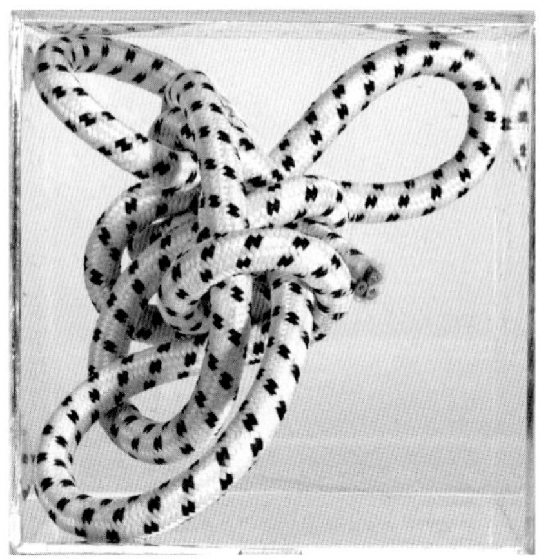

72)

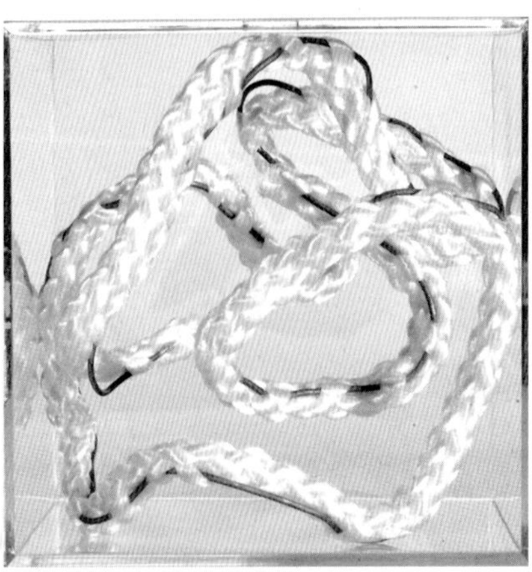

(A): r
(B): l
(C): u
(D): o
(E): h

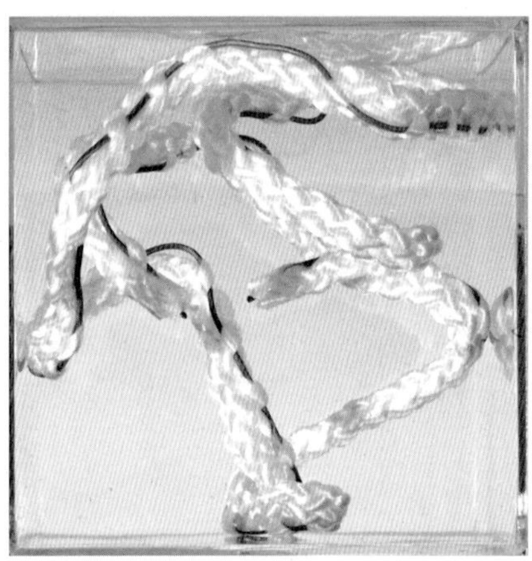

Nicht umblättern! Warten Sie
auf das Zeichen des Testleiters!

STOPP

Quantitative und formale Probleme | Bearbeitungszeit: 60 Minuten

Die nun folgenden Aufgaben prüfen Ihre Fähigkeit, im Rahmen medizinischer und naturwissenschaftlicher Fragestellungen mit Zahlen, Größen, Einheiten und Formeln richtig umzugehen.

Markieren Sie für jede Aufgabe auf dem Antwortbogen die im Sinne der Fragestellung richtige Antwort.

73) Im flüssigen Bestandteil des Blutes, dem Plasma, sind Proteine in einer Konzentration von rund 70 g/l gelöst. Das Plasmavolumen macht etwa 60 Prozent des gesamten Blutvolumens aus.

Wieviel Gramm Proteine sind demnach im Blutplasma eines Menschen gelöst, dessen Blutvolumen 5 Liter beträgt?

(A) etwa 40 g

(B) etwa 60 g

(C) etwa 210 g

(D) etwa 300 g

(E) etwa 420 g

74) Bei der Frage, ob technische Pumpen als Ersatzherzen dienen können, muss auch das sogenannte Leistungsgewicht abgeschätzt werden, d.h. das Verhältnis des Gewichts der Pumpe zu ihrer Leistung. Otto-Motoren beispielsweise haben Leistungsgewichte von 4 bis 7 g/W. Die Leistung (in $W = J\,s^{-1}$) ergibt sich aus der verrichteten Arbeit pro dafür benötigter Zeit.

Die Herzarbeit pro Systole beträgt ca. 0,9 J, eine Systole dauert ca. 1 s und das Gewicht des Herzens beträgt etwa 300 g.

Wie groß ist demzufolge das Leistungsgewicht eines natürlichen Herzens?

(A) etwa 330 g/W

(B) etwa 270 g/W

(C) etwa 33 g/W

(D) etwa 27 g/W

(E) etwa 2,7 g/W

75) Ein Kind mit einem Körpergewicht von 10 kg wird mit Aminophyllin gegen Asthma behandelt. 100 mg dieses Medikaments, enthalten in 400 ml Lösung, sollen infundiert werden. Es dürfen höchstens 0,8 mg pro Kilogramm Körpergewicht und Stunde infundiert werden.

Auf welche Tropfgeschwindigkeit darf das Infusionsgerät maximal eingestellt werden?

(A) 2 ml/h

(B) 10 ml/h

(C) 22 ml/h

(D) 32 ml/h

(E) 64 ml/h

76) Der Organismus eines erwachsenen Menschen benötigt pro Stunde im Durchschnitt etwa 400 kJ Energie. Sie wird durch „Verbrennen“ der Nahrungsstoffe erzeugt, wozu stündlich 20 Liter Sauerstoff verbraucht werden. Erhöhter Energiebedarf führt zu proportional erhöhtem Sauerstoffverbrauch.

Ein Patient mit Schilddrüsenüberfunktion benötigt 8 kJ Energie pro Minute. Wie hoch ist sein Sauerstoffverbrauch?

(A) etwa 200 ml pro Minute

(B) etwa 300 ml pro Minute

(C) etwa 400 ml pro Minute

(D) etwa 500 ml pro Minute

(E) etwa 600 ml pro Minute

Bitte umblättern und
sofort weiterarbeiten!

77) Die Berufsgenossenschaften registrierten im Jahr 1992 rund 64 000 Anzeigen, in denen der Verdacht einer berufsbedingten Krankheit geäußert wurde.

Bei 5 000 Patienten wurde die angezeigte Erkrankung als Berufskrankheit anerkannt. Die häufigste dieser Krankheiten war die Lärmschwerhörigkeit mit 33 %, es folgten Erkrankungen der Haut mit 24 %, durch Asbest verursachte Gesundheitsschäden mit 11 %, allergische Atemwegserkrankungen mit 9 % und silikotische Lungenveränderungen mit 5 %. Über 50 verschiedene seltene Erkrankungen bildeten den Rest.

Welche der nachfolgenden Aussagen über das Jahr 1992 lässt bzw. lassen sich aus den gegebenen Informationen ableiten?

I. Bei etwa 100 Patienten wurden silikotische Lungenveränderungen als berufsbedingt anerkannt.

II. Berufskrankheiten seltener Art wurden bei weniger als 20 Personen anerkannt.

III. Wegen des Verdachts einer Lärmschwerhörigkeit erfolgten mehr als 20 000 Anzeigen.

(A) Nur Aussage I lässt sich ableiten.
(B) Nur Aussage II lässt sich ableiten.
(C) Nur die Aussagen I und II lassen sich ableiten.
(D) Nur die Aussagen I und III lassen sich ableiten.
(E) Keine der Aussagen lässt sich ableiten.

78) Blutsverwandtschaft von Eltern stellt ein Risiko für rezessive Erbkrankheiten bei ihren Kindern dar. Zur Abschätzung dieses Risikos benutzt man den Verwandtschafts-Koeffizienten, der den Anteil identischer Gene zweier Familienangehöriger angibt. Eltern geben jeweils die Hälfte ihrer Gene an jedes Kind weiter, immer wieder neu „durchmischt“. Auf diese Weise stimmen erstgradige Verwandte (Vater – Kind, Mutter – Kind, Geschwister) etwa in 50 % ihrer Gene überein.

Wie groß ist der Verwandtschafts-Koeffizient zwischen einer Frau und der Enkeltochter ihres Bruders?

(A) 1/4

(B) 1/8

(C) 1/16

(D) 1/32

(E) 1/64

79) Die Veränderung von Größen im Zeitablauf lässt sich oft durch sogenannte Differenzengleichungen beschreiben: z sei die „Zustandsgröße“, die sich mit der Zeit verändert, und a sei die momentane „Änderungsrate“, die angibt, wie sich z pro Zeiteinheit verändert. Der Wert der Größe z zum Zeitpunkt (t + dt) errechnet sich aus dem Wert, den die Größe zum Zeitpunkt t hatte, nach folgender Gleichung:

$$z(t + dt) = z(t) + a \cdot dt$$

Nach demselben Muster soll nun folgender Sachverhalt beschrieben werden:

Bei einer Epidemie verändert sich die Zahl der Erkrankten, die sogenannte Prävalenz P, mit der Zeit. Die Inzidenz I gibt an, wie sich P pro Zeiteinheit verändert. I wiederum kann als Produkt aus der Infektionswahrscheinlichkeit w und der Zahl G der noch gesunden Personen berechnet werden.

Welche der folgenden Gleichungen beschreibt den Sachverhalt richtig?

(A) $I(t + dt) = I(t + dt) / (w \cdot G)$

(B) $I(t + dt) = I(t) + w \cdot G \cdot dt$

(C) $P(t + dt) = P(t) \cdot dt + w \cdot G$

(D) $P(t + dt) = P(t) + w \cdot G \cdot dt$

(E) $P(t + dt) = P(t) + (G / w) \cdot dt$

80) Die physikalische Leistung des Muskels der linken Herzkammer bestimmt man näherungsweise aus der Volumenarbeit während eines Herzschlags, geteilt durch die Dauer des Herzschlags (etwa 0,3 s). Die Volumenarbeit ist das Produkt aus der Druckdifferenz bei der Kontraktion (etwa 160 mbar) und der Volumendifferenz zwischen gefülltem und leerem Herzen (etwa 70 cm^3).

Hinweis: 1 mbar = 100 kg m^{-1} s^{-2} und 1 W = 1 kg m^2 s^{-3}

Wie groß ist die physikalische Leistung des Herzmuskels?

(A) etwa 0,016 W

(B) etwa 0,21 W

(C) etwa 0,70 W

(D) etwa 2,1 W

(E) etwa 3,7 W

Bitte umblättern und sofort weiterarbeiten!

81) Im geschlossenen Blutkreislauf ist das Produkt aus Strömungsgeschwindigkeit des Blutes und Gefäßquerschnitt konstant. Die Strömungsgeschwindigkeit des Blutes beträgt am Anfang der Aorta ungefähr 210 mm/s und in den Kapillaren etwa 0,3 mm/s.

Wie groß muss demzufolge der Gesamtquerschnitt aller parallel durchflossenen Kapillaren sein, wenn der Aortenquerschnitt am Anfang etwa 4 cm^2 beträgt?

(A) etwa 0,61 cm^2

(B) etwa 2,44 cm^2

(C) etwa 63 cm^2

(D) etwa 840 cm^2

(E) etwa 2800 cm^2

82) Ein Artist möchte sich an möglichst wenigen seiner Haare aufhängen. Ein einzelnes Haar kann ein Gewicht von 80 g halten. Der Artist wiegt mit seiner Arbeitskleidung 72 kg und besitzt 100 000 Haare.

Welchen Teil seiner Haare muss er mindestens zum Schopf binden, ohne beim Aufhängen das Risiko einzugehen, dass die Haare reißen bzw. ausreißen?

(A) 0,09 Promille

(B) 0,9 Promille

(C) 0,9 Prozent

(D) 9 Prozent

(E) 90 Prozent

83) Die Stoffwechselenergie lebender Organismen ist vor allem in den Adeninnucleotiden ATP, ADP und AMP gespeichert. Die energetische Situation einer Zelle wird durch die sogenannte „Energieladung“ E beschrieben. Sie ist definiert als

$$E = \frac{c_{ATP} + \frac{c_{ADP}}{2}}{c_{ATP} + c_{ADP} + c_{AMP}}$$

wobei c_{AXP} die Konzentration (Stoffmenge pro Volumen) der betreffenden Verbindung angibt.

In einer Zelle liegen 60 % der Adeninnucleotide als ATP, 30 % als ADP und 10 % als AMP vor. Wie ändert sich die Energieladung, wenn in dieser Zelle das vorhandene ADP vollständig in AMP umgewandelt wird?

(A) Sie steigt um 20 %.

(B) Sie bleibt gleich.

(C) Sie sinkt um 10 %.

(D) Sie sinkt um 20 %.

(E) Sie sinkt um 50 %.

84) Das Blutvolumen beträgt im Mittel bei Männern etwa 5,6 Liter und bei Frauen etwa 4,5 Liter. Dieser Unterschied ist teilweise auf das etwas unterschiedliche mittlere Gewicht zurückzuführen (bei Männern etwa 70 kg, bei Frauen etwa 69 kg), aber auch auf den größeren Fettbestand des weiblichen Körpers, der zu Unterschieden im Verhältnis von Blutvolumen und Körpergewicht (sog. spezifisches Blutvolumen) führt.

Wie groß ist der Unterschied der spezifischen Blutvolumina von Männern und Frauen?

(A) etwa 15 ml/kg

(B) etwa 80 ml/kg

(C) etwa 145 ml/kg

(D) etwa 150 ml/kg

(E) etwa 1,5 l/kg

Bitte umblättern und sofort weiterarbeiten!

85) Kartoffelsalat ist ein ausgezeichneter Nährboden für Bakterien. Starken Einfluss auf das Bakterienwachstum hat die Temperatur. Sie beträgt im Kühlschrank 5 °C, in der Sonne 25 °C. Nach einer Faustregel verringert sich die Zeit, in der sich die Zahl der Bakterien jeweils verdoppelt, bei Temperaturerhöhung um 10 °C auf die Hälfte.

Direkt nach der Herstellung seien 10 Bakterien pro g Kartoffelsalat vorhanden. Die durchschnittliche Verdopplungszeit betrage bei 25 °C eine halbe Stunde (0,5 h). Für Durchmischung des Salats sei gesorgt.

Wie viele Bakterien enthält demnach 1 g dieses Kartoffelsalats, wenn er 6 h im Kühlschrank gelagert war, gefolgt von 2 h in der Sonne?

(A) 70

(B) 1 280

(C) 2 560

(D) 10 240

(E) 655 360

86) Zur Infusion tropft Flüssigkeit aus einem Vorratsbehälter. Solange die Kanüle noch nicht angeschlossen ist, hängt die Ausströmgeschwindigkeit aus der Bodenöffnung des Behälters nur von der Füllhöhe h sowie der Erdbeschleunigung $g = 10\ m/s^2$ ab. Die Ausströmgeschwindigkeit wird in m/s angegeben, die Füllhöhe in m.

Welche der folgenden Formeln könnte die Höhenabhängigkeit der Ausströmgeschwindigkeit v allein aus Dimensionsgründen richtig angeben?

(A) $v = \frac{1}{2} \cdot g \cdot h^2$

(B) $v = g \cdot h$

(C) $v = \frac{g}{2 \cdot h}$

(D) $v = \sqrt{2 \cdot h \cdot g}$

(E) $v = \sqrt{\frac{1}{2} \cdot g \cdot h^2}$

87) Ein stromdurchflossener Draht der Länge L (angegeben in der Einheit m) erfährt in einem Magnetfeld B (Einheit $V \cdot s \cdot m^{-2}$) eine Kraft F (Einheit $V \cdot A \cdot s \cdot m^{-1}$), die von der Stromstärke I (Einheit A) abhängig ist.

Welche der folgenden Formeln kann unter Beachtung der physikalischen Dimensionen den Zusammenhang aller Größen richtig wiedergeben?

(A) $F = B / (L \cdot I)$

(B) $F = (I \cdot B) / L$

(C) $F = (B \cdot L) / I$

(D) $F = (I \cdot L) / B$

(E) $F = B \cdot L \cdot I$

88) Eine Kopfschmerztablette mit der Masse 500 mg enthält zu gleichen (Massen-)Anteilen Wirkstoff und Füllstoffe. Im Magen werden 80 % des Wirkstoffs vorzeitig zersetzt. Der restliche Wirkstoff gelangt in den Darmtrakt und wird von dort zu 20 % ins Blut aufgenommen (resorbiert). Vom resorbierten Wirkstoff kommen insgesamt 10 % durch den Blutkreislauf im Gehirn an und entfalten dort ihre Wirkung.

Wieviel mg des Wirkstoffs einer Tablette gelangen ins Gehirn?

(A) 10 mg

(B) 4 mg

(C) 2 mg

(D) 1 mg

(E) 0,1 mg

Bitte umblättern und
sofort weiterarbeiten!

89) Eine Maispflanze bindet durch die Photosynthese 2,5 % der im Verlauf eines Sommertages eingestrahlten Sonnenenergie in ihrer organischen Masse. Für die Atmung gehen allerdings 40 % der gebundenen Energie wieder verloren. Von der verbleibenden Energie entfallen 5 % auf die Maiskörner.

Welcher Anteil der eingestrahlten Sonnenenergie ist demnach in den Körnern gebunden?

(A) 0,05 %

(B) 0,075 %

(C) 0,5 %

(D) 0,75 %

(E) 1,0 %

90) Der Gesamtströmungswiderstand (R_G) von vier parallel geschalteten Blutgefäßen, die gleiche Länge und gleichen Radius besitzen, hängt von den Einzelwiderständen R_1 bis R_4 der Gefäße folgendermaßen ab:

$$\frac{1}{R_G} = \frac{1}{R_1} + \frac{1}{R_2} + \frac{1}{R_3} + \frac{1}{R_4}$$

Für den Widerstand eines einzelnen Gefäßes gilt $R = k / r^4$; dabei ist k eine Konstante und r der Radius.

Wie verändert sich R_G, wenn die Radien der Gefäße halbiert werden?

(A) R_G steigt auf das 64-fache des Ausgangswerts.

(B) R_G steigt auf das 16-fache des Ausgangswerts.

(C) R_G steigt auf das 4-fache des Ausgangswerts.

(D) R_G sinkt auf 1/8 des Ausgangswerts.

(E) R_G sinkt auf 1/32 des Ausgangswerts.

91) Die Differenz zwischen innerem (intravaskulärem) und äußerem (extravaskulärem) Druck auf die Wände eines Gefäßes heißt transmuraler Druck; sie hat die Dimension „Kraft pro Fläche“. Kräfte werden in der Einheit N angegeben.

Der transmurale Druck P_t eines zylindrischen Körpergefäßes ist proportional zur Krümmung K der Gefäßwand, d.h. unter Verwendung der Proportionalitätskonstanten c gilt $P_t = c \cdot K$.

K wiederum ist gleich dem Kehrwert des Gefäßradius.

In welcher Einheit ist demnach die Konstante c anzugeben?

(A) kg

(B) $N \cdot m$

(C) N / m

(D) $kg \cdot m$

(E) N / m^2

92) Eine Methode, um die Masse von sehr kleinen Partikeln (z.B. Molekülen) festzustellen, ist die sogenannte Sedimentationsgeschwindigkeitsmethode (Sedimentation = Ablagerung). Hierbei wird die Substanz mit einer Flüssigkeit vermischt und (in Zentrifugenbechern) mit einem Rotor bei sehr hoher Geschwindigkeit in Drehbewegung versetzt. Dann sedimentieren die Partikel mit einer bestimmten konstanten Geschwindigkeit v. Hierfür gilt vereinfacht folgende Gleichung:

$$v = \frac{c \cdot m \cdot (1 - \nu \cdot \rho)}{f}$$

c ist eine Konstante, die nur von den Eigenschaften der Zentrifuge abhängt, m ist die Masse eines Partikels, ν der Kehrwert der Dichte der Substanz, ρ die Dichte des Lösungsmittels. Die Konstante f ist der Reibungskoeffizient. Er hängt von der Form der Partikel ab.

Welche der folgenden Aussagen lässt bzw. lassen sich daraus ableiten?

I. Haben Substanz und Lösungsmittel die gleiche Dichte, sedimentieren die Partikel überhaupt nicht.

II. Partikel mit kleiner Masse sedimentieren schneller als solche mit großer Masse.

III. Je größer der Reibungskoeffizient, desto langsamer sedimentieren die Partikel.

(A) Nur Aussage I lässt sich ableiten.
(B) Nur Aussage II lässt sich ableiten.
(C) Nur Aussage III lässt sich ableiten.
(D) Nur die Aussagen I und III lassen sich ableiten.
(E) Nur die Aussagen II und III lassen sich ableiten.

Bitte umblättern und sofort weiterarbeiten!

93) Bei völliger körperlicher Ruhe hat ein Mann einen Energieumsatz von 4,2 kJ pro kg Körpergewicht und Stunde (sogenannter Grundumsatz). Als Energie-Zwischenlieferant wird im Organismus ein chemischer Stoff, das Adenosintriphosphat (ATP), gebildet, welches bei seiner Spaltung 30,5 kJ pro Mol abgibt. 1 Mol ATP hat eine Masse von 505 g.

Wieviel ATP wird bei einem 70 kg schweren Mann pro Stunde unter Grundumsatzbedingungen gespalten?

(A) etwa 0,05 kg

(B) etwa 0,2 kg

(C) etwa 0,5 kg

(D) etwa 2 kg

(E) etwa 5 kg

94) Damit im Konzertsaal auch die Zuhörer auf den entlegeneren Plätzen noch gut hören können, sorgt man dafür, dass (von der eigens dazu konstruierten Decke) zusätzlich reflektierter Schall zu ihnen dringt. Dabei dürfen die Wege der reflektierten Schallwellen jedoch nicht zu lang werden, da man sonst eine unangenehme Trennung dessen empfände, was zusammen erklingen soll. Die Schallgeschwindigkeit v in Luft beträgt etwa 330 m/s; der größte gerade noch zulässige Abstand der Ankunftszeiten sei t_0.

s_r sei die Weglänge des reflektierten Schalls, s_d die Weglänge des direkt eintreffenden Schalls. Welche der folgenden Bedingungen muss erfüllt sein, damit die Schallempfindung <u>nicht</u> beeinträchtigt wird?

(A) $s_r \cdot t_0 < v$

(B) $s_r + s_d < 2 \cdot v \cdot t_0$

(C) $s_r - s_d < v \cdot t_0$

(D) $(s_r - s_d) \cdot t_0 < v$

(E) $s_r / s_d < v \cdot t_0$

95) Der nach außen gerichtete Filtrationsvolumenstrom $\dot{V}$ durch die Kapillargefäßwand ist proportional zur Differenz aus dem hydrostatischen Druck in den Kapillaren (ca. 5 000 Pa) und dem interstitiellen Flüssigkeitsdruck (ca. 3 700 Pa). Der Proportionalitätsfaktor heißt Filtrationskoeffizient K.

$\dot{V}$ wird in der Einheit $ml \cdot s^{-1}$ angegeben. Welche Einheit hat dann K?

(A) $\frac{Pa}{ml}$

(B) $\frac{ml}{Pa}$

(C) $\frac{Pa}{ml} \cdot s^{-1}$

(D) $ml \cdot s^{-1} \cdot Pa^{-1}$

(E) $ml \cdot s^{-1} \cdot Pa$

96) Ein Enzym setzt ein Substrat S zu einem Produkt P um. Die Formel für die Geschwindigkeit v, mit der P produziert wird, lautet:

$$(1) \qquad v = \frac{V_{max} \cdot [S]}{[S] + K}$$

Dabei ist [S] > 0 die Konzentration des Substrats. V_{max} und K sind positive Konstanten.
Tritt ein sogenannter Inhibitor-Stoff I mit der Konzentration [I] > 0 hinzu, kann sich (1) zu folgender Gleichung verändern:

$$(2) \qquad v = \frac{V_{max} \cdot [S]}{[S] + K \cdot (1 + [I]/L)} \quad \text{(mit einer positiven Konstanten L)}$$

Welche der folgenden Aussagen über die Wirkungen der Inhibition ist bzw. sind ableitbar?

I. Die Inhibition wirkt wie eine Vergrößerung der Konstanten K.

II. Die Inhibition verringert im Vergleich zu (1) die Geschwindigkeit.

III. Vergrößert sich der Wert der Konstanten L, so steigt die Geschwindigkeit.

(A) Nur Aussage I lässt sich ableiten.
(B) Nur Aussage II lässt sich ableiten.
(C) Nur die Aussagen I und II lassen sich ableiten.
(D) Nur die Aussagen II und III lassen sich ableiten.
(E) Alle drei Aussagen lassen sich ableiten.

Nicht umblättern! Warten Sie auf das Zeichen des Testleiters! **STOPP**

Konzentriertes und sorgfältiges Arbeiten

Bearbeitungszeit: 8 Minuten

Mit diesem Test soll Ihre Fähigkeit, rasch, sorgfältig und konzentriert zu arbeiten, erfasst werden.

Sie sehen nachfolgend ein Blatt mit 40 Zeilen, die aus den Zahlen 1 bis 8 gebildet werden. Bei den Quadraten handelt es sich um Markierungshilfen.

Ihre Aufgabe ist es,
jede **gerade** Zahl (2, 4, 6 oder 8) durchzustreichen,
wenn **beide** benachbarten Zahlen **ungerade** (1, 3, 5 oder 7) sind:

Beispiele (unvollständig):

1 ~~2~~ 3

7 ~~4~~ 5

3 ~~6~~ 7

5 ~~8~~ 3

Eine gerade Zahl ist **nicht** zu markieren,
wenn auch **mindestens eine** der benachbarten Zahlen **gerade** ist.

Nachfolgend sehen Sie ein korrekt bearbeitetes Beispiel:

5 2 8 2 4 3 ~~8~~ 7 ~~2~~ 5 4 6 4 7 ~~8~~ 5 ~~4~~ 5 3 7 ~~8~~ 3 5 ~~6~~ 1 4 2 4 8 2 7 ~~2~~ 3 ~~2~~ 7 ~~2~~ 7 ~~6~~ 1 5

Die erste und letzte Zahl jeder Zeile sind immer ungerade und somit nie zu markieren.

Beginnen Sie mit der Bearbeitung in der ersten Zeile. Wenn eine Zeile fertig bearbeitet ist, beginnen Sie unaufgefordert sofort vorn in der nächsten Zeile und tun Sie das so lange, bis das Zeichen zum Aufhören gegeben wird.

Überspringen Sie keine Zeilen, weil alle Fehler **vor der letzten bearbeiteten** Zahl gezählt werden.

Markieren Sie die Zahlen **deutlich** – malen Sie aber nicht in andere Zeilen oder Ziffern. Denken Sie daran, dass Sie hier durch zu schwache, zu kurze oder sonstige falsche Markierungen Punkte einbüßen können!

Sie sollten in diesem Test anstelle eines Bleistiftes einen dünnen schwarzen oder blauen Filzschreiber verwenden. Durch Radieren bzw. Korrigieren verlieren Sie zu viel Zeit – in dieser Zeit können Sie üblicherweise mehr Zahlen richtig bearbeiten.

Arbeiten Sie so schnell, aber auch so genau wie möglich; die Anzahl der fälschlich markierten und der fälschlich nicht markierten Zahlen im bearbeiteten Teil wird von der Gesamtzahl der richtig markierten Zahlen abgezogen.

Vermutlich werden Sie nicht die ganze Seite bearbeiten können – die Menge der Zahlen ist für die zur Verfügung stehende Arbeitszeit sehr reichlich bemessen.

Im Original-Testheft ist der Konzentrationstest auf einer DIN A4-Seite abgedruckt. Des kleineren Druckformats wegen musste er in dieser Veröffentlichung auf zwei Seiten verteilt werden. Ein Originalformular ist über den Link http://hgf.io/9783801729363 verfügbar.

Nicht umblättern! Warten Sie auf das Zeichen des Testleiters!

STOPP

Name: ______________________ Vorname: ______________________________

Label hier

Test für medizinische Studiengänge

Konzentriertes und sorgfältiges Arbeiten

Bitte nur so markieren: 3 ~~2~~ 1 oder 3 ~~2~~ 1

1	7	4	2	8	6	2	3	8	3	6	5	6	2	5	2	3	8	6	1	2	5	3	2	5	2	4	8	3	8	3	4	3	4	7	2	7	2	3	7	1
2	5	2	3	6	7	1	8	7	2	1	8	7	2	6	2	8	4	6	4	6	3	8	7	2	6	2	1	6	3	7	5	4	5	4	6	7	4	7	8	3
3	3	7	4	3	6	7	6	3	6	5	1	5	6	8	4	7	4	1	8	3	2	1	7	2	6	2	3	2	3	4	1	8	2	8	4	8	7	8	5	7
4	3	2	1	6	4	8	2	5	8	7	5	3	2	5	1	7	8	3	5	2	5	8	7	1	6	2	8	3	2	3	8	1	6	3	4	2	1	2	7	3
5	1	4	5	8	2	5	8	1	7	1	6	7	2	5	4	6	3	4	1	7	4	3	6	4	6	2	7	8	7	2	6	4	7	4	5	2	5	8	3	7
6	3	7	5	6	2	7	2	5	2	4	6	7	4	3	6	5	6	7	6	5	6	5	2	7	5	3	1	7	5	4	7	3	1	3	8	5	3	7	6	1
7	1	2	4	1	2	5	1	5	6	8	5	4	7	1	4	3	6	3	4	2	4	7	6	7	4	6	8	5	2	1	3	4	1	5	8	1	2	3	8	3
8	3	6	7	8	1	5	4	3	1	7	8	6	8	6	1	8	2	7	6	3	1	7	8	1	4	8	6	7	4	5	1	8	1	4	3	8	1	8	5	7
9	1	5	7	3	6	3	7	4	7	8	5	7	2	3	8	4	5	8	7	8	7	2	5	7	2	5	2	5	4	2	6	3	2	6	8	7	4	3	1	7
10	7	4	7	2	7	1	4	1	3	8	6	2	3	6	1	4	7	5	7	5	8	3	2	1	8	1	4	5	8	1	8	2	8	4	3	2	8	6	5	3
11	1	8	3	1	5	8	5	2	5	6	1	5	8	7	6	1	8	7	1	3	2	8	5	6	4	6	4	2	6	2	8	5	2	3	7	6	3	2	5	1
12	5	1	8	1	2	8	2	7	8	5	7	4	8	5	2	4	7	6	7	6	1	6	1	2	5	2	7	2	5	7	4	8	2	8	1	5	2	1	8	5
13	5	2	5	1	3	6	5	8	2	4	6	2	5	6	1	5	8	7	8	2	4	2	7	6	5	7	8	7	4	5	6	8	3	8	5	8	1	5	2	5
14	5	3	1	7	8	1	4	5	2	4	2	8	5	8	6	7	1	4	1	4	5	8	3	8	7	2	4	2	3	2	5	1	3	2	7	4	1	4	7	3
15	5	2	5	4	6	8	1	7	3	8	3	7	6	5	8	4	2	8	3	5	7	5	4	1	4	3	6	4	5	4	3	2	7	4	7	4	7	2	3	1

16	5	1	2	7	1	8	5	8	4	5	4	7	2	7	3	4	7	2	3	5	8	1	3	6	8	6	1	2	4	3	7	4	3	6	5	4	7	4	8	3
17	1	4	3	2	3	4	6	5	2	6	7	8	7	2	1	8	4	7	2	3	5	8	5	2	8	1	7	4	3	6	4	8	1	2	3	8	7	4	3	5
18	5	6	5	3	5	7	2	5	4	7	1	2	7	1	4	1	6	3	8	6	7	5	2	5	6	3	4	3	2	4	6	7	4	3	4	8	1	4	6	7
19	3	1	6	3	8	1	5	2	1	4	7	6	3	5	6	2	5	3	4	5	4	7	6	1	4	8	3	6	4	7	4	1	2	4	8	6	5	3	2	7
20	3	5	8	1	4	5	1	7	1	3	6	5	8	5	1	6	5	4	5	7	5	4	1	8	3	8	5	2	6	2	4	8	3	1	4	2	1	2	1	7
21	1	2	3	2	1	7	3	7	1	2	7	1	6	1	5	2	3	6	4	1	2	6	5	6	4	7	4	7	2	3	2	1	8	2	1	2	5	7	8	5
22	7	4	7	6	7	2	8	4	1	4	2	8	6	2	3	2	5	6	5	7	4	5	3	8	4	5	4	7	3	6	3	1	2	5	8	7	5	2	5	1
23	7	2	8	2	4	8	5	8	2	6	7	8	1	8	7	3	6	8	1	6	3	4	3	8	1	4	7	4	1	4	7	6	5	2	3	6	2	5	1	3
24	1	8	1	8	1	6	7	4	6	5	8	7	1	2	8	7	8	3	4	1	6	7	6	5	4	8	5	8	4	1	6	3	6	3	2	4	6	8	3	7
25	1	2	3	4	5	1	8	3	4	3	6	4	7	2	4	2	7	6	3	8	2	1	6	1	4	7	4	8	3	6	8	7	1	4	3	6	7	4	1	5
26	1	7	6	8	4	6	4	6	1	2	8	1	2	3	6	3	2	3	7	2	5	4	5	6	1	4	5	4	1	4	1	3	4	6	8	4	8	5	6	1
27	5	2	8	2	4	3	8	7	2	5	4	6	4	7	8	5	4	5	3	7	8	3	5	6	1	4	2	4	8	2	7	2	3	2	7	2	7	6	1	5
28	5	1	8	1	5	1	6	4	7	4	1	8	1	8	7	8	5	2	3	7	4	6	5	8	5	8	4	8	4	3	6	2	1	4	3	2	3	6	1	3
29	1	3	4	5	6	1	2	1	8	6	2	1	8	5	8	7	5	6	7	4	2	7	8	2	5	6	8	5	2	4	6	7	6	1	8	5	8	5	8	3
30	3	8	3	2	8	6	7	1	8	1	8	1	2	5	4	5	2	7	6	7	5	1	2	4	8	3	4	1	7	3	4	7	3	2	8	4	1	2	7	3
31	1	3	6	1	3	6	5	6	3	5	8	5	2	7	2	3	6	1	2	6	3	6	1	6	8	5	6	2	8	5	3	7	4	7	4	6	3	8	1	3
32	5	2	6	5	2	6	5	2	5	7	1	6	3	6	3	5	2	3	2	3	6	2	1	2	3	8	1	7	1	6	3	1	8	2	3	2	1	6	7	3
33	5	6	1	4	7	3	7	8	6	7	4	3	7	3	8	5	4	3	8	5	6	5	6	4	5	6	3	6	4	6	1	3	6	2	3	8	1	4	1	3
34	1	5	3	6	7	2	7	2	6	3	6	3	1	6	3	5	2	6	1	6	1	6	3	7	6	5	6	1	6	4	5	2	3	8	5	6	8	6	8	5
35	7	2	8	6	7	6	5	4	5	2	1	8	1	6	7	6	8	5	8	4	2	4	1	8	2	7	6	5	8	7	8	4	5	8	5	6	7	6	7	5
36	7	8	7	1	8	4	3	4	5	4	6	4	3	4	6	5	4	1	6	7	2	6	7	2	1	2	1	4	7	4	8	5	4	5	7	1	2	1	2	1
37	3	1	7	3	7	5	1	2	1	4	2	4	6	4	6	5	2	1	2	1	8	1	3	6	1	6	4	6	2	3	6	7	4	7	8	3	4	3	8	7
38	1	8	6	3	6	5	4	8	3	6	5	3	2	3	1	4	5	3	7	4	5	7	5	8	7	8	7	4	7	8	3	4	3	8	4	7	8	2	8	3
39	1	4	1	7	8	1	5	4	3	6	3	8	6	8	2	6	2	1	6	5	6	7	6	2	6	3	8	7	6	5	4	5	6	3	5	7	8	6	8	3
40	1	3	2	7	8	4	1	4	1	4	6	1	6	7	3	2	3	7	4	2	7	4	5	4	3	1	3	1	5	1	2	5	8	3	4	3	2	1	3	1

Test für medizinische Studiengänge / Eignungstest für das Medizinstudium TMS / EMS

Lernheft

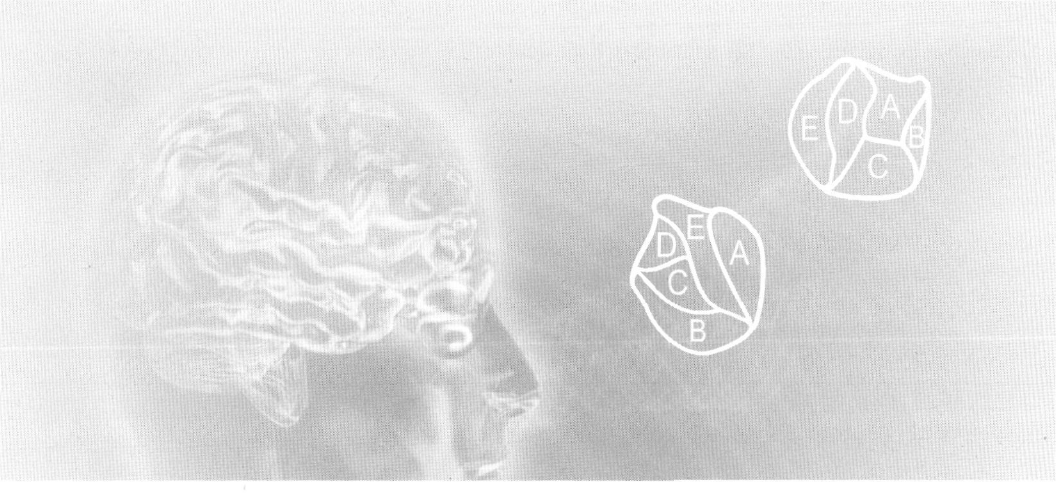

Figuren lernen (Einprägephase) Lernzeit: 4 Minuten

Dieser Test prüft, wie gut Sie sich Einzelheiten von Gegenständen, die Sie mit dem Auge wahrnehmen, einprägen und merken können.

Es werden Ihnen 20 Figuren vorgegeben. Ein Teil jeder Figur ist geschwärzt.

Ein Beispiel:

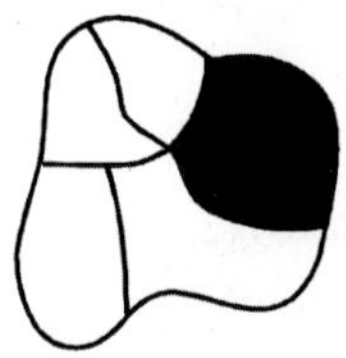

Die Lage der schwarzen Fläche sollen Sie nun so erlernen, dass Sie später angeben können, welcher Teil der Abbildung geschwärzt war. Die Figuren werden Ihnen dann jedoch in veränderter Reihenfolge vorgelegt.

Ein Beispiel für die Art, in der Sie später abgefragt werden:

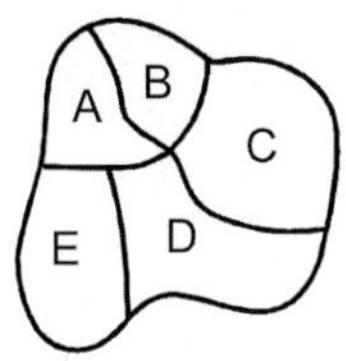

Die Lösung wäre dann (C).

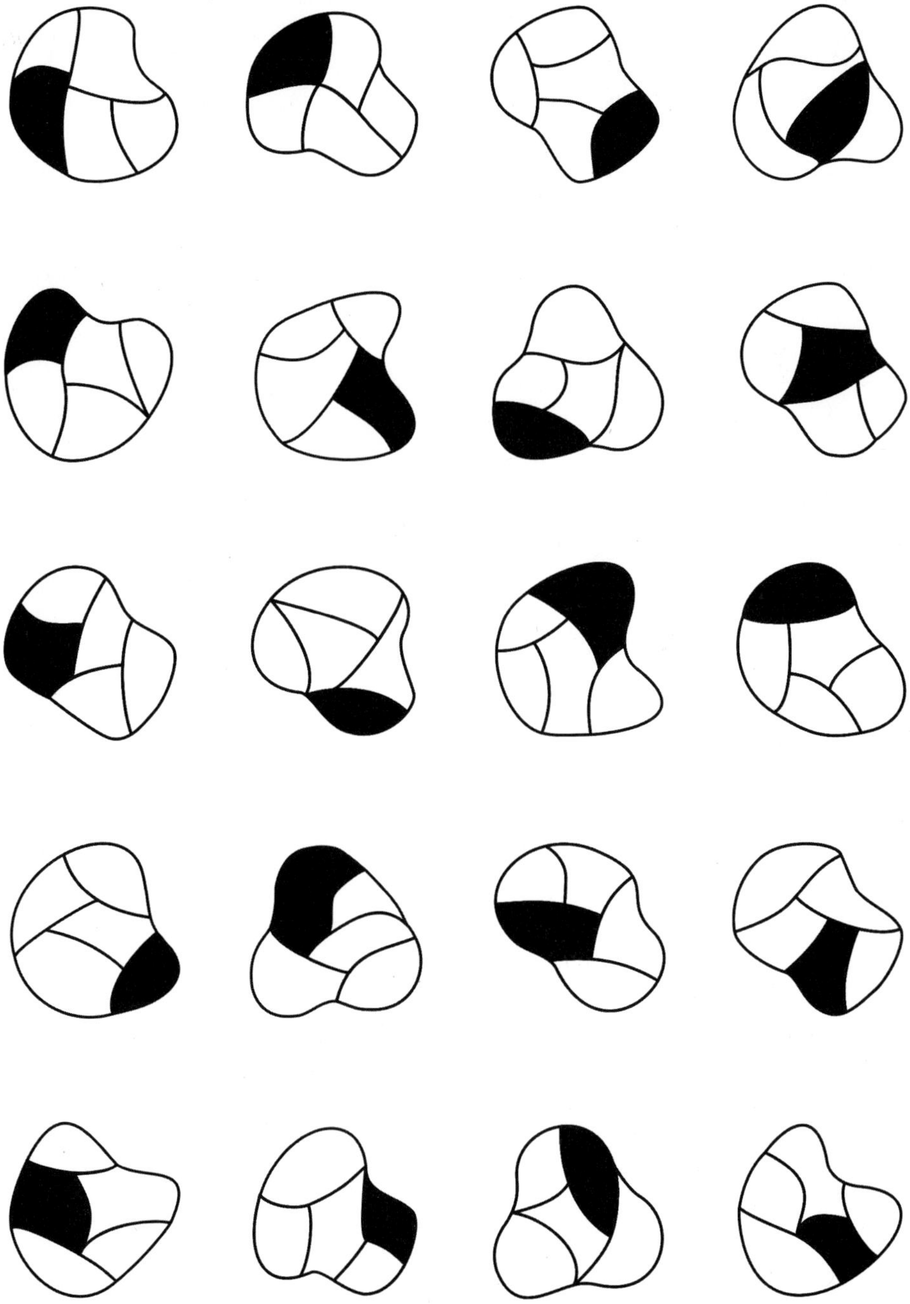

Nicht umblättern! Warten Sie auf das Zeichen des Testleiters!

STOPP

Fakten lernen (Einprägephase) Lernzeit: 6 Minuten

Der folgende Test soll prüfen, wie gut Sie sich Fakten einprägen und merken können.

15 Patienten werden Ihnen vorgestellt. Sie erfahren jeweils den Namen, die Altersgruppe, Beruf und Geschlecht, ein weiteres Beschreibungsmerkmal (z.B. Familienstand) sowie die Diagnose.

Ein Beispiel für eine derartige Fallbeschreibung:

Lemke: ca. 30 Jahre, Gefängniswärterin, ledig – Schädelbasisbruch

Ihre Aufgabe ist es nun, sich die Informationen über jede Person so einzuprägen, dass Sie später Fragen nach Details beantworten können. Eine solche Frage könnte z.B. lauten:

Die Person mit dem Schädelbasisbruch ist von Beruf ...

(A) Installateur.
(B) Lehrerin.
(C) Gefängniswärterin.
(D) Handelsvertreter.
(E) Physiker.

Die richtige Antwort wäre (C).

Renaud:	ca. 25 Jahre,	Informatiker,	Chirurgie – Herzmuskelentzündung
Rosset:	ca. 25 Jahre,	Programmiererin,	Poliklinik – Angina
Rossi:	ca. 25 Jahre,	EDV-Techniker,	verheiratet – Grippe
Zhang:	ca. 35 Jahre,	Zeitungsbote,	Notaufnahme – fiebriger Infekt
Yang:	ca. 35 Jahre,	Redakteurin,	geschieden – Herzinfarkt
Wu:	ca. 35 Jahre,	Sonderkorrespondentin,	Chirurgie – Kreislaufkollaps
Nicod:	ca. 45 Jahre,	Tankwart,	Intensivstation – Typhus
Nagy:	ca. 45 Jahre,	Fahrlehrerin,	alleinstehend – Herzrhythmusstörung
Negele:	ca. 45 Jahre,	Automechaniker,	kinderlos – Kreislaufschwäche
Nowikow:	ca. 50 Jahre,	Übersetzer,	Notaufnahme – Tuberkulose
Morosow:	ca. 50 Jahre,	Schriftsteller,	ledig – Angina
Petrow:	ca. 50 Jahre,	Verlegerin,	Quarantäne – fiebriger Infekt
Martini:	ca. 65 Jahre,	Entwicklungshelferin,	Intensivstation – Grippe
Bonvin:	ca. 65 Jahre,	Botschafterin,	Quarantäne – Typhus
Caprez:	ca. 65 Jahre,	Archäologe,	Poliklinik – Tuberkulose

Nicht umblättern! Warten Sie auf das Zeichen des Testleiters!

STOPP

Test für medizinische Studiengänge / Eignungstest für das Medizinstudium TMS / EMS

Nachmittag

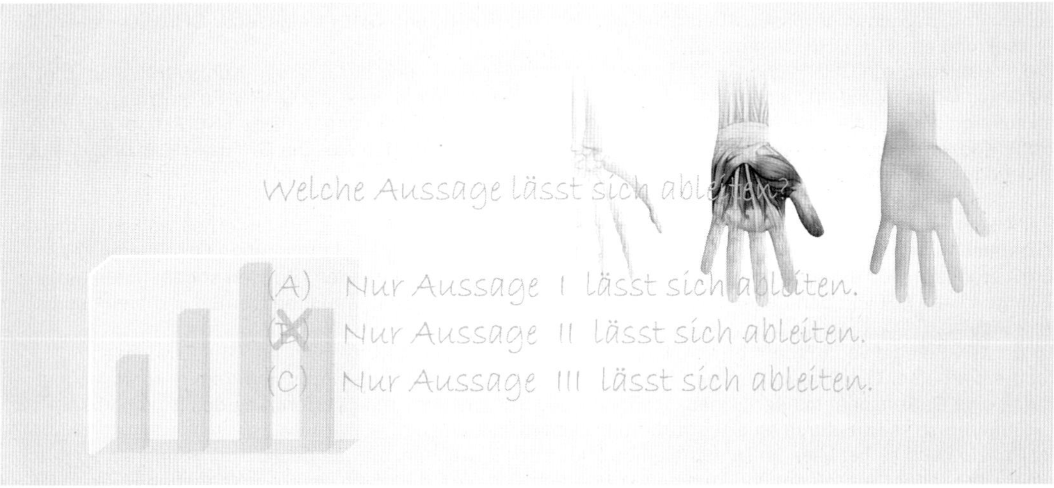

Illustration © ITB Consulting GmbH, Bonn

Textverständnis **Bearbeitungszeit: 60 Minuten**

Mit den folgenden Aufgaben 97 bis 120 wird die Fähigkeit geprüft, umfangreiches und komplexes Textmaterial aufzunehmen und zu verarbeiten. Es werden Ihnen vier Texte vorgelegt, auf die jeweils sechs Fragen folgen, die sich ausschließlich auf den Inhalt des vorangegangenen Textes beziehen.

Wählen Sie bei jeder Frage die zutreffende Antwort aus und markieren Sie den Lösungsbuchstaben auf dem Antwortbogen.

Text zu den Fragen 97 bis 102

Das Wachstumshormon (Growth Hormone, kurz: GH) wird in der Hirnanhangsdrüse gebildet. Es ist für die normale körperliche Entwicklung von Kindern unabdingbar, wirkt sich aber auch bei Erwachsenen auf verschiedene Stoffwechselprozesse aus.
GH stimuliert den Abbau von Fett im Fettgewebe und erhöht damit die Fettsäure-Konzentration im Blut. Außerdem fördert es die Freisetzung von Glucose aus der Leber und hemmt die Glucose-Aufnahme in die Muskelzellen; dadurch steigt die Glucose-Konzentration im Blut.
Neben diesen direkten Wirkungen des GH gibt es mehrere indirekte. Sie kommen dadurch zustande, dass GH in der Leber die Freisetzung von Somatomedin C (SmC) verstärkt. SmC steigert unter anderem die Eiweißsynthese und regt die Zellteilung an. Ferner stimuliert es das Dickenwachstum von Knochen, bei Kindern und Jugendlichen auch das Längenwachstum (der Knochen).

Die GH-Konzentration im Blut unterliegt einer komplexen Steuerung: Im Hypothalamus, einem Teil des Zwischenhirns, werden in gewissen Abständen die Hormone GHRH und GHIH freigesetzt. GHRH stimuliert die Freisetzung von GH, GHIH hemmt sie.
Die Freisetzung von GHRH und GHIH ist ihrerseits von der SmC- und der Glucose-Konzentration im Blut abhängig (Rückkopplungsmechanismus): Hohe Konzentrationen hemmen die GHRH-Freisetzung, niedrige stimulieren sie. Auf die GHIH-Freisetzung haben SmC und Glucose die gegenteiligen Rückkopplungseffekte: Hohe Konzentrationen fördern die GHIH-Freisetzung, niedrige hemmen sie. Die GHRH-Freisetzung steigt im Übrigen auch im Schlaf sowie durch Stress.

Bei Kindern führt GH-Mangel zu einem „proportionierten Zwergwuchs“. Eine Besonderheit weisen in diesem Zusammenhang die Pygmäen auf: Ihr Körper kann, genetisch bedingt, trotz normalem GH-Spiegel kein SmC produzieren. Ferner ist an dieser Stelle das Laron-Syndrom zu nennen: Bei den sogenannten Laron-Zwergen kann GH von den Zellen seiner Zielorgane (z.B. Leber) nicht gebunden werden und bleibt somit wirkungslos.
Ist der GH-Spiegel von Kindern erhöht, kommt es zum Gigantismus (Riesenwuchs). Bei Erwachsenen führt ein erhöhter GH-Spiegel zum Krankheitsbild der Akromegalie: Es ist unter anderem gekennzeichnet durch eine Dickenzunahme der Schädel-, Finger- und Fußknochen, eine Verformung des Brustkorbs („Hühnerbrust“) sowie durch eine Vergrößerung der Muskelmasse.
Im Prinzip kann es bei allen im Hypothalamus und in der Hirnanhangsdrüse gebildeten Hormonen zu einer Über- oder Unterproduktion kommen (z.B. durch Tumore), die durch den beschriebenen Rückkopplungsmechanismus nicht mehr korrigierbar ist.

Abschließend seien noch einige Wirkstoffe aufgeführt, die im vorliegenden Kontext Einfluss nehmen können: Die GH-Freisetzung lässt sich z.B. durch Clonidin sowie Dopamin steigern und durch Octreotid sowie Theophyllin hemmen. GH, SmC, GHRH und GHIH können ihrerseits synthetisch hergestellt und somit von außen zugeführt werden. GH wird im Leistungssport teilweise als Dopingmittel missbraucht.

(Raum für Skizzen und Notizen)

97) Einige erwachsene Hochleistungssportler haben versucht, sich durch die Einnahme von Levodopa, einer Substanz mit dopaminartiger Wirkung, Wettbewerbsvorteile zu verschaffen. Welche der nachstehenden Nebenwirkungen kann bzw. können dem Text zufolge dadurch auftreten?

I. Entstehung einer „Hühnerbrust“

II. Senkung der Fettsäure-Konzentration im Blut

III. Dickenzunahme der Schädelknochen

(A) Nur Nebenwirkung I kann dadurch auftreten.
(B) Nur Nebenwirkung III kann dadurch auftreten.
(C) Nur die Nebenwirkungen I und III können dadurch auftreten.
(D) Nur die Nebenwirkungen II und III können dadurch auftreten.
(E) Alle drei Nebenwirkungen können dadurch auftreten.

Bitte umblättern und sofort weiterarbeiten!

98) Welche der folgenden Aussagen über die Auswirkungen von Stress lässt bzw. lassen sich aus dem Text ableiten?

I. Stress hemmt bei Kindern das Knochenwachstum.

II. Stress kann zu einer gesteigerten Zellteilung führen.

III. Durch Stress verändert sich die SmC-Freisetzung in der gleichen Richtung wie während des Schlafs.

(A) Nur Aussage II lässt sich ableiten.
(B) Nur die Aussagen I und II lassen sich ableiten.
(C) Nur die Aussagen I und III lassen sich ableiten.
(D) Nur die Aussagen II und III lassen sich ableiten.
(E) Alle drei Aussagen lassen sich ableiten.

99) Welche der folgenden Aussagen über bestimmte Wirkstoffe lässt bzw. lassen sich aus dem Text ableiten?

I. Mit Octreotid lässt sich das Fortschreiten einer Akromegalie eindämmen.

II. Mit rechtzeitigen Clonidin-Gaben können die Auswirkungen des Laron-Syndroms vermieden werden.

III. Mit rechtzeitigen GHRH-Gaben könnte auch bei Pygmäen die Körpergröße beeinflusst werden.

(A) Nur Aussage I lässt sich ableiten.
(B) Nur Aussage II lässt sich ableiten.
(C) Nur Aussage III lässt sich ableiten.
(D) Nur die Aussagen I und II lassen sich ableiten.
(E) Keine der drei Aussagen lässt sich ableiten.

100) Welche der folgenden Aussagen über GHIH lässt bzw. lassen sich aus dem Text ableiten?

I. Eine hohe SmC-Konzentration im Blut stimuliert die GHIH-Freisetzung.

II. Externe GHIH-Zufuhr kann zu einer Erhöhung der Fettsäure-Konzentration im Blut führen.

III. Externe GHRH-Zufuhr führt über den Rückkopplungsmechanismus zu einem Anstieg der GHIH-Freisetzung.

(A) Nur Aussage I lässt sich ableiten.
(B) Nur Aussage II lässt sich ableiten.
(C) Nur die Aussagen I und II lassen sich ableiten.
(D) Nur die Aussagen I und III lassen sich ableiten.
(E) Nur die Aussagen II und III lassen sich ableiten.

101) Welche der folgenden Aussagen über GH-Wirkungen lässt bzw. lassen sich aus dem Text ableiten?

I. GH hat auch bei Pygmäen die im Text beschriebene Wirkung auf die Eiweißsynthese.

II. GH- und Theophyllin-Gaben haben auf die Zellteilung entgegengesetzte Auswirkungen.

III. Externe GH-Zufuhr führt über den Rückkopplungsmechanismus zu einem Rückgang der körpereigenen GH-Freisetzung.

(A) Nur Aussage II lässt sich ableiten.
(B) Nur Aussage III lässt sich ableiten.
(C) Nur die Aussagen I und II lassen sich ableiten.
(D) Nur die Aussagen I und III lassen sich ableiten.
(E) Nur die Aussagen II und III lassen sich ableiten.

102) Bei einem Patienten wurde eine erhöhte GH-Konzentration im Blut festgestellt. Durch welche(n) der nachstehenden Sachverhalte kann dies dem Text zufolge bedingt sein?

I. Stress

II. Glucose-Mangel im Blut

III. verstärkte Eiweißsynthese

(A) Nur durch Sachverhalt I kann dies bedingt sein.
(B) Nur durch Sachverhalt II kann dies bedingt sein.
(C) Nur durch die Sachverhalte I und II kann dies bedingt sein.
(D) Nur durch die Sachverhalte I und III kann dies bedingt sein.
(E) Durch alle drei Sachverhalte kann dies bedingt sein.

Bitte umblättern und sofort weiterarbeiten!

Text zu den Fragen 103 bis 108

Werden bei einem gesunden Menschen kleinere Blutgefäße verletzt, so gelangt die Blutung nach einer gewissen Zeit auch ohne externe Eingriffe zum Stillstand. Die Gesamtheit der dabei ablaufenden Prozesse nennt man Hämostase.

Im Rahmen der primären Hämostase (vorläufige Blutungsstillung) kommt es unmittelbar nach der Verletzung zu einer Gefäßverengung in dem betroffenen Bereich. Anschließend entsteht aus Blutplättchen (Thrombozyten) ein sogenannter Thrombozytenpfropf, der allerdings noch reversibel ist, d.h. sich wieder auflösen kann.
Innerhalb der sekundären Hämostase (Blutgerinnung) unterscheidet man das endogene und das exogene System; beide werden ebenfalls unmittelbar nach einer Gefäßverletzung aktiviert. Beim exogenen System geschieht das folgendermaßen: Zunächst werden aus zerstörten Gewebezellen Substanzen freigesetzt, die eine andere Substanz, den (Gerinnungs-)Faktor VII, aktivieren. Dieser aktiviert seinerseits den Faktor X, der dann die Umwandlung (Aktivierung) von Prothrombin (Faktor II) zu Thrombin bewirkt. Thrombin sorgt im Folgenden dafür, dass der reversible Thrombozytenpfropf sich zu einem irreversiblen Aggregat verfestigt: Zunächst wird durch Thrombin das Eiweiß Fibrinogen in Fibrin überführt. Aus diesem entsteht dann im weiteren Verlauf ein stabiles Netz, das zusammen mit dem Thrombozytenpfropf ein fest verankertes Blutgerinnsel bildet.
Bei der Thrombinbildung über das endogene System steht am Anfang die Aktivierung von Faktor XII durch die raue, verletzte Oberfläche der Blutgefäßwand. Faktor XII aktiviert seinerseits den Faktor XI, und der weitere Weg führt dann nacheinander über die Faktoren IX und VIII zu Faktor X, von wo ab die Reaktionsketten der beiden Systeme identisch sind.
Neben den genannten Gerinnungsfaktoren müssen bei mehreren der erwähnten Vorgänge auch noch Kalziumionen vorhanden sein, und zwar bei der Aktivierung der Faktoren VIII, IX und X, bei der Bildung von Thrombin und bei der Stabilisierung des Fibrinnetzes. Außerdem ist für die Bildung der Faktoren II, VII, IX und X Vitamin K unerlässlich.
Die Aufspaltung und Beseitigung von fest verankerten Blutgerinnseln geschieht durch das Enzym Plasmin, das aus Plasminogen entsteht.

Unter den Krankheiten, die die Blutgerinnung betreffen, ist die Bluterkrankheit eine der bekanntesten. Sie beruht auf einem ererbten Mangel an Faktor VIII, IX oder XI und ist durch eine stark erhöhte Blutungsneigung charakterisiert. Ist dagegen die Gerinnungsneigung des Blutes erhöht, wie z.B. bei einer zu hohen Thrombozytenzahl, so besteht die Gefahr, dass sich auch ohne Verletzung Blutgerinnsel bilden; solch eine krankhafte Gerinnselbildung bezeichnet man als Thrombose.

Von den Substanzen, mit denen die Blutgerinnung beeinflusst werden kann, ist vor allem das Heparin zu nennen. Heparin hemmt die Aktivierung von Faktor X und die Umwandlung von Fibrinogen in Fibrin; es wird unter anderem zur Behandlung nach Herzinfarkten eingesetzt. Durch Natriumzitrat können Kalziumionen gebunden und damit dem Gerinnungsprozess entzogen werden; man benutzt es daher bei der Anlage von Blutkonserven. Mit dem von bestimmten Kugelbakterien produzierten Enzym Streptokinase lässt sich die Plasminbildung aktivieren, während sie durch eine Substanz namens PAMBA gehemmt werden kann.

103) Welcher der nachstehenden Substanzen kann bzw. können dem Text zufolge nicht mehr aktiviert werden, wenn man gespendetes Blut mit einer größeren Menge Natriumzitrat versetzt?

I. Faktor XII

II. Faktor XI

III. Faktor IX

(A) Nur Substanz I kann nicht mehr aktiviert werden.
(B) Nur Substanz III kann nicht mehr aktiviert werden.
(C) Nur die Substanzen I und II können nicht mehr aktiviert werden.
(D) Nur die Substanzen II und III können nicht mehr aktiviert werden.
(E) Alle drei Substanzen können nicht mehr aktiviert werden.

104) Ein Patient hat eine Thrombose.
Welche der nachstehenden Substanzen ist bzw. sind dem Text zufolge von der Art ihrer Wirkung her geeignet, diese Störung zu beseitigen?

I. PAMBA

II. Plasmin

III. Streptokinase

(A) Nur Substanz I ist dazu geeignet.
(B) Nur Substanz II ist dazu geeignet.
(C) Nur Substanz III ist dazu geeignet.
(D) Nur die Substanzen I und II sind dazu geeignet.
(E) Nur die Substanzen II und III sind dazu geeignet.

105) Welcher der nachstehenden Gerinnungsfaktoren kann dem Text zufolge sowohl vom endogenen als auch vom exogenen System aktiviert werden?

(A) Faktor II

(B) Faktor VII

(C) Faktor VIII

(D) Faktor IX

(E) Faktor XI

Bitte umblättern und sofort weiterarbeiten!

106) Welche(r) der nachstehenden Vorgänge können (kann) dem Text zufolge zur Bildung eines Blutgerinnsels beitragen?

I. Umwandlung von Fibrinogen in Fibrin

II. Umwandlung von Plasminogen in Plasmin

III. Zerstörung von Gewebezellen

(A) Nur Vorgang I kann dazu beitragen.
(B) Nur die Vorgänge I und II können dazu beitragen.
(C) Nur die Vorgänge I und III können dazu beitragen.
(D) Nur die Vorgänge II und III können dazu beitragen.
(E) Alle drei Vorgänge können dazu beitragen.

107) Bei einem Säugling ist als Folge einer Vergiftung die Gerinnungsfähigkeit des Blutes vermindert, es besteht also eine erhöhte Blutungsgefahr. Durch welche der nachstehenden Substanzen kann dies dem Text zufolge bedingt sein?

I. PAMBA

II. Heparin

III. Vitamin K

(A) Nur durch Substanz I kann dies bedingt sein.
(B) Nur durch Substanz II kann dies bedingt sein.
(C) Nur durch Substanz III kann dies bedingt sein.
(D) Nur durch die Substanzen I und III kann dies bedingt sein.
(E) Nur durch die Substanzen II und III kann dies bedingt sein.

108) Das Gift einer indischen Vipernart aktiviert den Faktor X und wird daher auch in der Gerinnungsforschung verwendet. Welche der nachstehenden Aussagen lässt bzw. lassen sich in diesem Zusammenhang aus dem Text ableiten?

I. Durch das Gift kann auch im Blut von Blutern die Fibrinbildung angeregt werden.

II. Durch das Gift kann auch in Abwesenheit von Faktor XII die Thrombinbildung angeregt werden.

III. Durch das Gift kann auch in Abwesenheit von Faktor II die Fibrinbildung angeregt werden.

(A) Nur Aussage I lässt sich ableiten.
(B) Nur Aussage II lässt sich ableiten.
(C) Nur Aussage III lässt sich ableiten.
(D) Nur die Aussagen I und II lassen sich ableiten.
(E) Nur die Aussagen II und III lassen sich ableiten.

Text zu den Fragen 109 bis 114

Die Photosynthese ist einer der wichtigsten biochemischen Vorgänge auf der Erde. Durch sie entstehen in Pflanzen aus Wasser und Kohlendioxid mit Hilfe von Lichtenergie organische Substanzen sowie der für höhere Organismen unentbehrliche Sauerstoff. Der lichtabhängige Teil der Photosynthese (Lichtreaktion) findet in und an den Thylakoiden statt. Dies sind in bestimmten Zellen gelegene, von einer Flüssigkeit (Stroma) umgebene Gebilde, die jeweils aus einer Membran und dem von ihr umschlossenen Innenraum (Lumen) bestehen. In der Lichtreaktion werden das Coenzym NADPH und chemische Energie in Form von ATP erzeugt, die dann in der Dunkelreaktion zum Aufbau organischer Substanzen genutzt werden.

An der Lichtreaktion sind mehrere Bestandteile der Thylakoidmembran beteiligt: Die Photosysteme I und II sowie Plastochinon, Plastocyanin und Ferredoxin bilden zusammen mit einem Cytochrom-Komplex die Hauptkomponenten eines Systems, durch welches die zur NADPH-Bildung benötigten Elektronen aus dem im Lumen vorhandenen Wasser in die Membran aufgenommen und ins Stroma transportiert werden. Als weiterer wichtiger Membranbestandteil ist das Enzym ATP-Synthase zu nennen.

Die Funktionen der aufgeführten Komponenten des Transportsystems lassen sich wie folgt beschreiben: Das Photosystem II, das sich – wie auch das Photosystem I – von der inneren bis zur äußeren Seite der Membran erstreckt, steht am Anfang der gesamten Reaktionskette. Die Lichtreaktion beginnt damit, dass das Photosystem II Lichtenergie aufnimmt und dadurch Elektronen auf ein höheres Energieniveau bringt. Diese werden dann an das Plastochinon abgegeben; der so im Photosystem II entstehende Elektronenmangel wird sofort dadurch ausgeglichen, dass das Enzym OEC Wassermoleküle aus dem Lumen spaltet. Dabei werden dem Wasser jeweils so viele Elektronen entzogen und an der dem Innenraum zugewandten Seite (E-Seite) der Membran auf das Photosystem II übertragen, wie dieses seinerseits an das Plastochinon weitergegeben hat. Außerdem werden bei der Spaltung der Wassermoleküle Wasserstoffionen und Sauerstoffmoleküle ins Lumen freigesetzt.
Der Cytochrom-Komplex als weiteres Glied in der Transportkette übernimmt die Elektronen vom Plastochinon und gibt sie an das Plastocyanin weiter. Von dort gelangen sie dann auf der E-Seite der Membran zum Photosystem I, das ebenfalls Lichtenergie aufnehmen kann.

Sobald es die besagten Elektronen damit auf ein höheres Energieniveau gebracht hat, werden diese – innerhalb des Photosystems I – zur Außenseite (P-Seite) der Membran transportiert, dort zunächst auf Ferredoxin und schließlich auf $NADP^+$ übertragen. $NADP^+$ ist im Stroma gelöst und wird durch die Elektronenaufnahme in NADPH überführt.
Insgesamt werden genauso viele Elektronen vom Photosystem I an das Ferredoxin abgegeben, wie das Photosystem II aus dem Wasser aufnimmt; auch während des Transports ändert sich diese Anzahl nicht.

Die ATP-Synthese erfolgt mit Hilfe der ATP-Synthase, die einen durch die ganze Membran reichenden Kanal bildet. Durch diesen fließen die Wasserstoffionen, die im Rahmen des bisher beschriebenen Teils der Lichtreaktion ins Lumen gelangt sind, ins Stroma, was dort zur Synthese von ATP-Molekülen führt.

Die Photosynthese kann durch eine Reihe von Giftstoffen beeinflusst werden, die zum Teil auch als Unkrautvernichtungsmittel verwendet werden. Wird der Elektronenfluss an einer Stelle unterbrochen, so kommt der gesamte Prozess zum Erliegen.

Bitte umblättern und sofort weiterarbeiten!

(Raum für Skizzen und Notizen)

109) Welche der folgenden Aussagen über die Elektronen-Transportkette lässt bzw. lassen sich aus dem Text ableiten?

I. Das Plastochinon kommt in der Transportkette vor dem Photosystem I.

II. Das Plastocyanin kommt in der Transportkette vor dem Photosystem II.

III. Der Cytochrom-Komplex kommt in der Transportkette vor dem Ferredoxin.

(A) Nur Aussage I lässt sich ableiten.
(B) Nur Aussage II lässt sich ableiten.
(C) Nur die Aussagen I und II lassen sich ableiten.
(D) Nur die Aussagen I und III lassen sich ableiten.
(E) Nur die Aussagen II und III lassen sich ableiten.

110) Welche der folgenden Aussagen über die Thylakoidmembran lässt bzw. lassen sich aus dem Text ableiten?

I. An die P-Seite der Membran grenzt das Lumen.

II. Das Photosystem I reicht von der P- bis zur E-Seite der Membran.

III. An die E-Seite der Membran grenzt das Stroma.

(A) Nur Aussage II lässt sich ableiten.
(B) Nur Aussage III lässt sich ableiten.
(C) Nur die Aussagen I und III lassen sich ableiten.
(D) Nur die Aussagen II und III lassen sich ableiten.
(E) Alle drei Aussagen lassen sich ableiten.

111) Welche der nachstehenden Substanzen nimmt bzw. nehmen dem Text zufolge im Verlauf der Lichtreaktion Elektronen auf?

I. Ferredoxin

II. ATP-Synthase

III. Wasser

(A) Nur bei Substanz I ist dies der Fall.
(B) Nur bei Substanz II ist dies der Fall.
(C) Nur bei den Substanzen I und II ist dies der Fall.
(D) Nur bei den Substanzen I und III ist dies der Fall.
(E) Bei keiner der drei Substanzen ist dies der Fall.

112) Der Giftstoff DBMIB blockiert den Elektronenfluss am Übergang zum Cytochrom-Komplex; Kaliumcyanid hat die gleiche Wirkung am Übergang zum Photosystem I.

Welche der folgenden Aussagen lässt bzw. lassen sich aus diesen und den im Text enthaltenen Informationen ableiten?

I. DBMIB beeinträchtigt die Funktion des Photosystems II, nicht aber die des Photosystems I.

II. Kaliumcyanid greift an der E-Seite der Membran in den Elektronentransport ein.

III. Auch wenn Kaliumcyanid seine Wirkung bereits voll entfaltet hat, lässt sich der Elektronentransport durch DBMIB noch weiter einschränken.

(A) Nur Aussage I lässt sich ableiten.
(B) Nur Aussage II lässt sich ableiten.
(C) Nur Aussage III lässt sich ableiten.
(D) Nur die Aussagen I und II lassen sich ableiten.
(E) Nur die Aussagen I und III lassen sich ableiten.

Bitte umblättern und sofort weiterarbeiten!

113) Welche der folgenden Aussagen über die beiden Photosysteme lässt bzw. lassen sich aus dem Text ableiten?

I. Das Enzym OEC befindet sich beim Photosystem II auf derselben Seite der Membran wie das Ferredoxin beim Photosystem I.

II. Beide Photosysteme nehmen im Rahmen des Elektronentransports gleich viele Elektronen auf.

III. Beide Photosysteme nehmen im Rahmen des Elektronentransports an derselben Seite der Membran Elektronen auf.

(A) Nur Aussage II lässt sich ableiten.
(B) Nur Aussage III lässt sich ableiten.
(C) Nur die Aussagen I und II lassen sich ableiten.
(D) Nur die Aussagen I und III lassen sich ableiten.
(E) Nur die Aussagen II und III lassen sich ableiten.

114) Mit dem Unkrautvernichtungsmittel DCCD lässt sich verhindern, dass Wasserstoffionen aus dem Lumen ins Stroma gelangen. Der Elektronentransport im Rahmen der Lichtreaktion wird dadurch nicht beeinträchtigt.

Welche der folgenden Aussagen lässt bzw. lassen sich aus diesen und den im Text enthaltenen Informationen ableiten?

I. Die beiden Photosysteme werden durch DCCD in unterschiedlichem Maße beeinflusst.

II. DCCD verstärkt die Freisetzung von Sauerstoff ins Lumen.

III. DCCD beeinträchtigt die ATP-Bildung.

(A) Nur Aussage I lässt sich ableiten.
(B) Nur Aussage III lässt sich ableiten.
(C) Nur die Aussagen I und II lassen sich ableiten.
(D) Nur die Aussagen I und III lassen sich ableiten.
(E) Nur die Aussagen II und III lassen sich ableiten.

Text zu den Fragen 115 bis 120

Die Lungenatmung ist von entscheidender Bedeutung für den menschlichen Stoffwechsel. Durch das Einatmen (Inspiration) gelangt Sauerstoff in die Lungenbläschen (Alveolen) und wird von dort in das Blut aufgenommen. Gleichzeitig wird Kohlendioxid aus dem Blut in die Alveolen abgegeben und von dort beim Ausatmen (Exspiration) aus dem Körper hinaustransportiert. Die beiden Atemphasen kommen durch einen rhythmischen Wechsel von Vergrößerung und Verkleinerung des Brustraums zustande; der Gasaustausch zwischen Alveolen und Blut erfolgt trotz der Phasenhaftigkeit des Atmens kontinuierlich.

Die Frischluftmenge, die pro Minute in die Alveolen gelangt (alveoläre Ventilation) und sich mit der dort vorhandenen Luft durchmischt, ist von der Zahl der Atemzüge pro Zeiteinheit (Atemfrequenz) und dem Volumen des einzelnen Atemzuges abhängig. Insgesamt unterscheidet man bei der Atmung folgende „Volumina":
Das normale In- bzw. Exspirationsvolumen wird Atemzugvolumen genannt; es beträgt bei Ruheatmung im Durchschnitt etwa 0,5 Liter. Von der darin enthaltenen Luftmenge kommt beim Ausatmen jedoch nur ein Teil aus den Alveolen und hat am dortigen Gasaustausch teilgenommen; der Rest stammt aus den zu- bzw. ableitenden Atemwegen (sog. Totraum, z.B. Luftröhre, Bronchien), deren Gesamtvolumen als Totraumvolumen bezeichnet wird. Da die nach einer normalen Inspiration in den zu- bzw. ableitenden Atemwegen befindliche Luft nicht am Gasaustausch teilnimmt, weist sie vor dem Ausatmen weitestgehend dieselben Gaskonzentrationen (Sauerstoff- und Kohlendioxidanteile) wie die Frischluft auf. Das Totraumvolumen hat bei jedem Menschen eine relativ konstante Größe; im Durchschnitt beträgt es etwa 0,15 Liter.

Das Volumen, das über die normale Inspiration hinaus noch zusätzlich eingeatmet werden kann, trägt die Bezeichnung inspiratorisches Reservevolumen. Als exspiratorisches Reservevolumen ist demgemäß das Volumen definiert, das über die normale Exspiration hinaus noch zusätzlich ausgeatmet werden kann. Es beträgt im Durchschnitt ca. 1 Liter und ist damit deutlich kleiner als das inspiratorische Reservevolumen. Auch nach maximaler Exspiration bleibt aber noch Luft in der Lunge, man spricht hier vom Residualvolumen.
Die Vitalkapazität ist das Volumen, das nach maximaler Inspiration maximal ausgeatmet werden kann. Eine weitere Größe ist die Inspirationskapazität. Sie bezeichnet das Volumen, das nach normaler Exspiration maximal eingeatmet werden kann. Die Exspirationskapazität ist entsprechend definiert. Das Volumen, das nach normaler Exspiration noch in der Lunge vorhanden ist (im Durchschnitt ca. 2 Liter), nennt man funktionelle Residualkapazität. Die darin enthaltene Luft durchmischt sich dann beim nächsten Atemzug mit der frisch eingeatmeten Luft und wird so wieder mit Sauerstoff angereichert.

Schließlich ist noch die Totalkapazität von Bedeutung: Sie umfasst das Volumen, das nach maximaler Inspiration in der Lunge vorhanden ist. Daraus folgt, dass sich alle übrigen bisher genannten Volumina bzw. Kapazitäten als Teile der Totalkapazität darstellen lassen; z.B. ergibt sich die Totalkapazität aus der Summe von Residualvolumen, exspiratorischem Reservevolumen, Atemzugvolumen und inspiratorischem Reservevolumen.

Bitte umblättern und sofort weiterarbeiten!

115) Welche(s) der nachstehenden Volumina sind (ist) dem Text zufolge in der funktionellen Residualkapazität enthalten?

I. exspiratorisches Reservevolumen

II. inspiratorisches Reservevolumen

III. Residualvolumen

(A) Nur Volumen I ist enthalten.
(B) Nur Volumen III ist enthalten.
(C) Nur die Volumina I und II sind enthalten.
(D) Nur die Volumina I und III sind enthalten.
(E) Nur die Volumina II und III sind enthalten.

116) In welchem bzw. welchen der nachstehenden Volumina ist das Atemzugvolumen dem Text zufolge mit eingeschlossen?

I. Inspirationskapazität

II. inspiratorisches Reservevolumen

III. funktionelle Residualkapazität

(A) Nur in Volumen I ist das Atemzugvolumen mit eingeschlossen.
(B) Nur in Volumen III ist das Atemzugvolumen mit eingeschlossen.
(C) Nur in den Volumina I und II ist das Atemzugvolumen mit eingeschlossen.
(D) Nur in den Volumina I und III ist das Atemzugvolumen mit eingeschlossen.
(E) In allen drei Volumina ist das Atemzugvolumen mit eingeschlossen.

117) Welche der nachstehenden Größen hat bzw. haben dem Text zufolge bei Ruheatmung Einfluss auf den Sauerstoffanteil der insgesamt in den Alveolen vorhandenen Luft?

I. inspiratorisches Reservevolumen

II. Atemzugvolumen

III. funktionelle Residualkapazität

(A) Nur Größe I hat darauf Einfluss.
(B) Nur Größe II hat darauf Einfluss.
(C) Nur die Größen I und II haben darauf Einfluss.
(D) Nur die Größen I und III haben darauf Einfluss.
(E) Nur die Größen II und III haben darauf Einfluss.

118) Im schweren Koma (Bewusstlosigkeit) kann es zu einer Atmungsform kommen, die – bei unveränderter Vital- und Totalkapazität – durch ein ununterbrochenes, besonders tiefes Ein- und Ausatmen charakterisiert ist. Man spricht hier von der „Kussmaulschen Atmung".
Welche der folgenden Aussagen lässt bzw. lassen sich aus diesen und den im Text gegebenen Informationen ableiten?

Im Vergleich zur normalen Atmung ist bei der Kussmaulschen Atmung infolge des vergrößerten In- und Exspirationsvolumens ...

I. die Inspirationskapazität erniedrigt.

II. das inspiratorische Reservevolumen erniedrigt.

III. das Residualvolumen erhöht.

(A) Nur Aussage I lässt sich ableiten.
(B) Nur Aussage II lässt sich ableiten.
(C) Nur die Aussagen I und II lassen sich ableiten.
(D) Nur die Aussagen II und III lassen sich ableiten.
(E) Alle drei Aussagen lassen sich ableiten.

119) Welche der folgenden Aussagen über die Totalkapazität lässt bzw. lassen sich aus dem Text ableiten?

Die Totalkapazität ergibt sich aus der Summe von ...

I. Exspirationskapazität und inspiratorischem Reservevolumen.

II. Exspirationskapazität und Inspirationskapazität.

III. Vitalkapazität und Residualvolumen.

(A) Nur Aussage I lässt sich ableiten.
(B) Nur Aussage II lässt sich ableiten.
(C) Nur Aussage III lässt sich ableiten.
(D) Nur die Aussagen I und III lassen sich ableiten.
(E) Keine der drei Aussagen lässt sich ableiten.

120) Welche der folgenden Aussagen über verschiedene Gaskonzentrationen lässt bzw. lassen sich unter Berücksichtigung der Verhältnisse im Totraum aus dem Text ableiten?

I. Beim normalen Ausatmen hat die erste Hälfte der ausgeatmeten Luft einen etwas höheren Sauerstoffanteil als die zweite Hälfte.

II. Beim normalen Einatmen hat die erste Hälfte der in die Alveolen gelangenden Luft einen etwas niedrigeren Kohlendioxidanteil als die zweite Hälfte.

III. Unmittelbar nach dem Ausatmen ist der Sauerstoffanteil der Luft in den Bronchien geringer als der Sauerstoffanteil der Luft in den Alveolen.

(A) Nur Aussage I lässt sich ableiten.
(B) Nur Aussage II lässt sich ableiten.
(C) Nur die Aussagen I und II lassen sich ableiten.
(D) Nur die Aussagen I und III lassen sich ableiten.
(E) Nur die Aussagen II und III lassen sich ableiten.

Nicht umblättern! Warten Sie auf das Zeichen des Testleiters! **STOPP**

Figuren lernen (Reproduktionsphase) Bearbeitungszeit: 5 Minuten

Geben Sie nun bitte an, welcher Teil jeder Figur im Lernheft geschwärzt war. Markieren Sie für jede Figur den richtigen Lösungsbuchstaben auf Ihrem Antwortbogen.
(Beachten Sie bitte die **zeilenweise** Abfolge der Figuren!)

121)

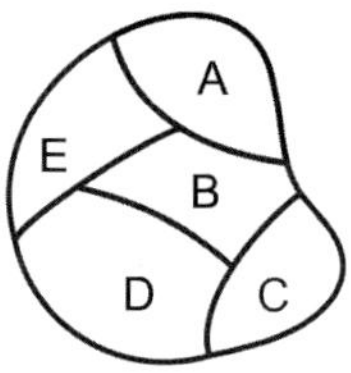

122)

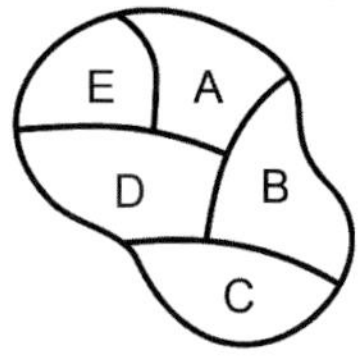

123)

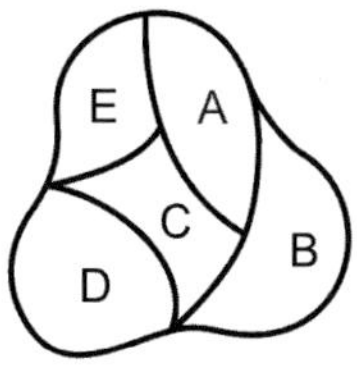

124)

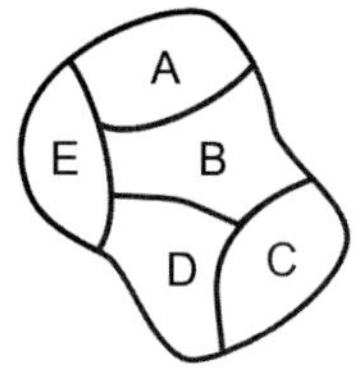

125)

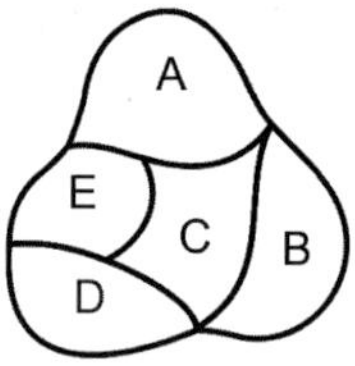

126)

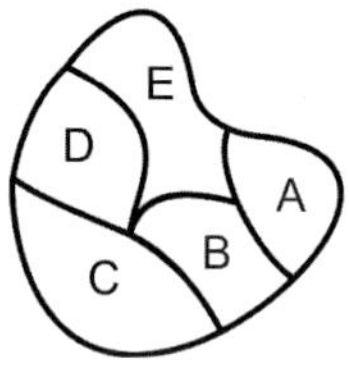

127)

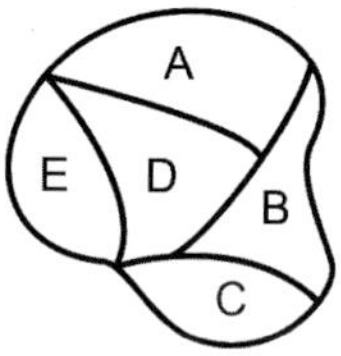

128)

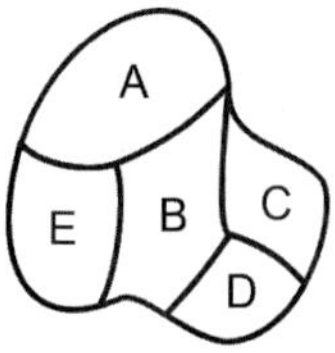

129)

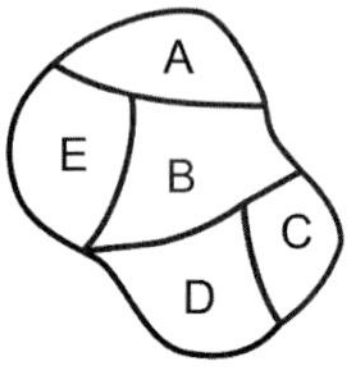

130)

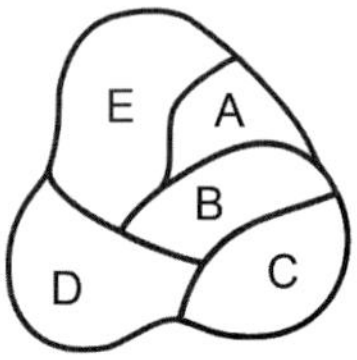

131)

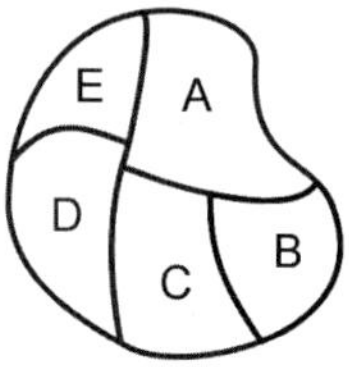

132)

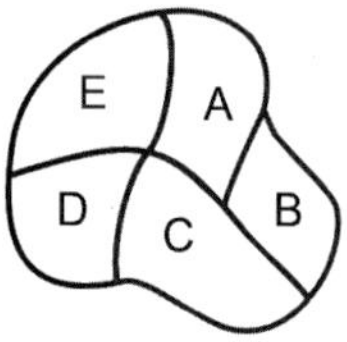

133)

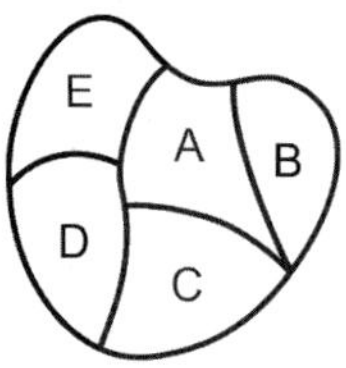

134)

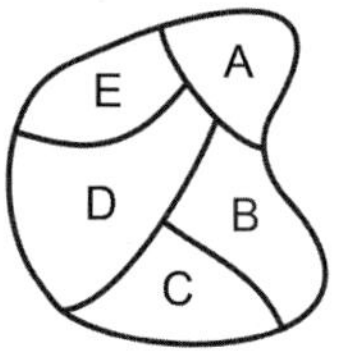

135)

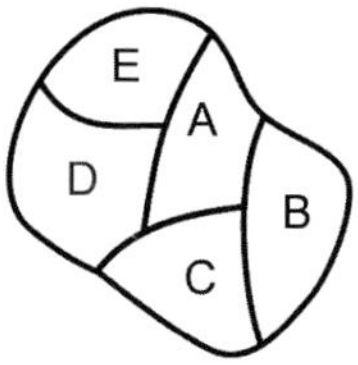

136)

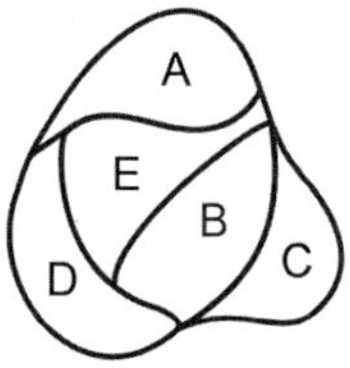

137)

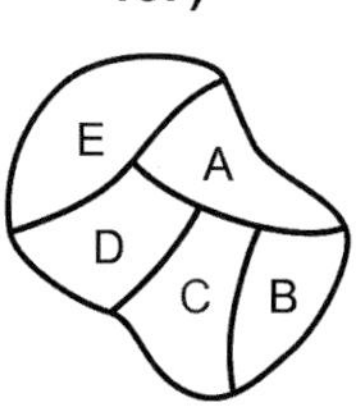

138)

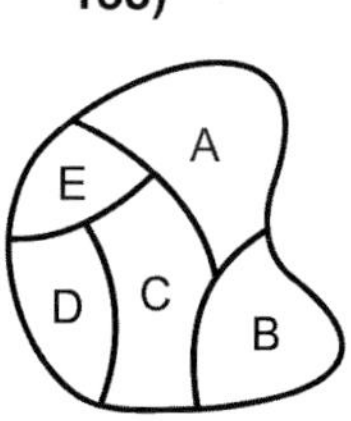

139)

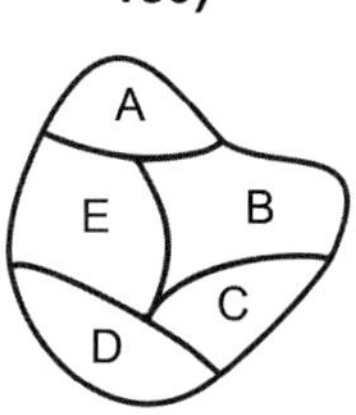

140)

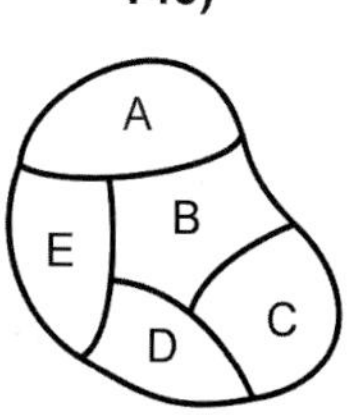

Nicht umblättern! Warten Sie auf das Zeichen des Testleiters!

STOPP

Fakten lernen (Reproduktionsphase) — Bearbeitungszeit: 7 Minuten

Sie hatten zuvor versucht, sich die Charakterisierungen von mehreren Personen einzuprägen. Nun sollen Sie einige Fragen zu diesen Personen beantworten. Markieren Sie auf Ihrem Antwortbogen für jede Aufgabe die richtige Antwort.
(Beachten Sie bitte die **spaltenweise** Abfolge der Fragen!)

141) Die Diagnose von Herrn Renaud lautet:

(A) Herzinfarkt
(B) Grippe
(C) Herzrhythmusstörung
(D) Herzmuskelentzündung
(E) Kreislaufkollaps

142) Die Fahrlehrerin heißt ...

(A) Petrow.
(B) Nagy.
(C) Wu.
(D) Yang.
(E) Negele.

143) Die Diagnose des Übersetzers lautet:

(A) Angina
(B) Herzrhythmusstörung
(C) Tuberkulose
(D) Fiebriger Infekt
(E) Grippe

144) Die Person mit dem Namen Rossi ist ...

(A) in der Chirurgie.
(B) in der Poliklinik.
(C) in Quarantäne.
(D) verheiratet.
(E) alleinstehend.

145) Die kinderlose Person ist von Beruf:

(A) Tankwart
(B) Redakteurin
(C) EDV-Techniker
(D) Automechaniker
(E) Schriftsteller

146) Die jüngere Person mit Angina ist ...

(A) in Quarantäne.
(B) in der Intensivstation.
(C) alleinstehend.
(D) verheiratet.
(E) in der Poliklinik.

147) Der Patient in der Chirurgie ist von Beruf:

(A) Archäologe
(B) Tankwart
(C) EDV-Techniker
(D) Zeitungsbote
(E) Informatiker

148) Frau Yang ist von Beruf:

(A) Verlegerin
(B) Sonderkorrespondentin
(C) Fahrlehrerin
(D) Redakteurin
(E) Programmiererin

149) Der Patient mit der Diagnose fiebriger Infekt ist ...

(A) in Quarantäne.
(B) in der Intensivstation.
(C) in der Notaufnahme.
(D) ledig.
(E) geschieden.

150) Die geschiedene Person ist ...

(A) ca. 25 Jahre alt.
(B) ca. 35 Jahre alt.
(C) ca. 45 Jahre alt.
(D) ca. 50 Jahre alt.
(E) ca. 65 Jahre alt.

151) Die Person mit Herzrhythmusstörung ist ...

(A) alleinstehend.
(B) in der Notaufnahme.
(C) geschieden.
(D) in der Poliklinik.
(E) in der Chirurgie.

152) Die Patientin mit fiebrigem Infekt ist ...

(A) in der Intensivstation.
(B) geschieden.
(C) in der Poliklinik.
(D) kinderlos.
(E) in Quarantäne.

153) Die Person mit Tuberkulose in der Poliklinik ist ...

(A) ca. 25 Jahre alt.
(B) ca. 35 Jahre alt.
(C) ca. 45 Jahre alt.
(D) ca. 50 Jahre alt.
(E) ca. 65 Jahre alt.

154) Der Patient mit Angina heißt ...

(A) Morosow.
(B) Petrow.
(C) Bonvin.
(D) Rosset.
(E) Martini.

155) Die Diagnose der älteren Patientin in Quarantäne lautet:

(A) Grippe
(B) Typhus
(C) Tuberkulose
(D) Angina
(E) Fiebriger Infekt

156) Die Diagnose der älteren Person in der Chirurgie lautet:

(A) Angina
(B) Herzinfarkt
(C) Herzmuskelentzündung
(D) Kreislaufschwäche
(E) Kreislaufkollaps

157) Der Patient in der Intensivstation ist ...

(A) ca. 25 Jahre alt.
(B) ca. 35 Jahre alt.
(C) ca. 45 Jahre alt.
(D) ca. 50 Jahre alt.
(E) ca. 65 Jahre alt.

158) Die ältere Person mit Angina ist von Beruf ...

(A) Übersetzer.
(B) Schriftsteller.
(C) Entwicklungshelferin.
(D) Verlegerin.
(E) Botschafterin.

159) Die Diagnose der ca. 50-jährigen Patientin lautet:

(A) Grippe
(B) Tuberkulose
(C) Fiebriger Infekt
(D) Herzrhythmusstörung
(E) Herzmuskelentzündung

160) Die Diagnose der älteren Person in der Intensivstation lautet:

(A) Herzinfarkt
(B) Tuberkulose
(C) Angina
(D) Grippe
(E) Typhus

Nicht umblättern! Warten Sie auf das Zeichen des Testleiters! **STOPP**

Diagramme und Tabellen **Bearbeitungszeit: 60 Minuten**

Mit dieser Aufgabengruppe wird die Fähigkeit geprüft, Diagramme und Tabellen richtig zu analysieren und zu interpretieren.

Suchen Sie jeweils unter den Lösungsvorschlägen die richtige Antwort auf die gestellte Frage aus und markieren Sie diese auf dem Antwortbogen. Zur Beantwortung sollen ausschließlich die in der Aufgabe dargebotenen Informationen herangezogen werden.

161) Die folgende Abbildung zeigt, wie sich in einer Studie bei Patientinnen die Häufigkeit von klimakterischen Beschwerden in Abhängigkeit von verschiedenen Behandlungsmethoden geändert hat. Einer Patientinnengruppe wurde das Hormon Östrogen verabreicht („Hormon-Gruppe"), einer anderen Gruppe Kalzium und Vitamin D („Kalzium-Gruppe").

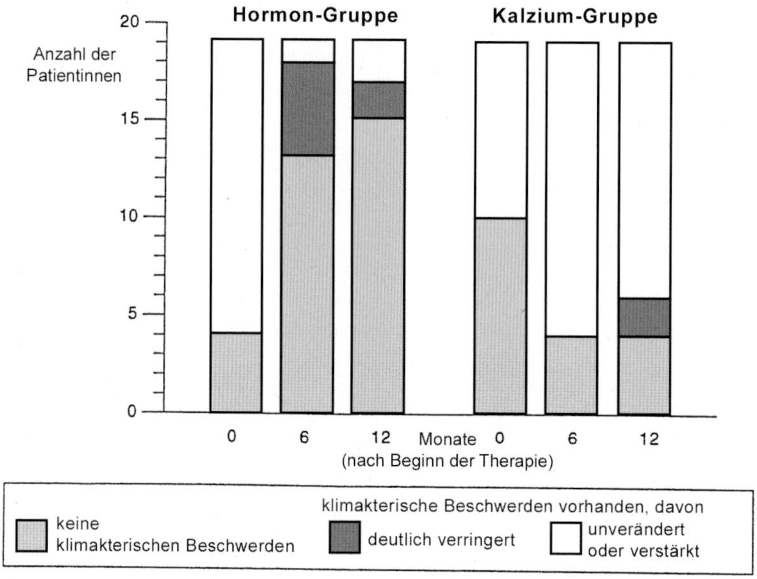

Welche der folgenden Aussagen lässt sich aus den gegebenen Informationen nicht ableiten?

(A) In der Hormon-Gruppe stieg mit zunehmender Behandlungsdauer die Anzahl der Patientinnen ohne klimakterische Beschwerden erheblich an.

(B) Ein Jahr nach Beginn der Behandlungen hatte sich die Anzahl der Patientinnen ohne klimakterische Beschwerden mehr als verdoppelt.

(C) In beiden Gruppen wurden auch Patientinnen behandelt, die anfänglich keine klimakterischen Beschwerden hatten.

(D) In der Kalzium-Gruppe nahm innerhalb des ersten halben Jahres die Anzahl der Patientinnen mit klimakterischen Beschwerden zu.

(E) Zu Beginn der Behandlung waren in der Kalzium-Gruppe mehr als doppelt so viele Patientinnen ohne klimakterische Beschwerden wie in der Hormon-Gruppe.

162) Die Beförderung von Stoffen in eine Zelle oder aus einer Zelle heraus erfolgt in vielen Fällen durch sogenannten „aktiven Transport“. Dabei wird der zu transportierende Stoff mit Hilfe eines Enzymsystems – einer „Pumpe“ – durch die Zellmembran befördert. Mit steigender Stoffkonzentration (Menge an zu transportierendem Stoff pro Volumeneinheit) nimmt die Transportrate (transportierte Stoffmenge pro Zeiteinheit) zu. Die Pumpleistung pro Zeiteinheit, die sogenannte „Pumpkapazität“, ist jedoch begrenzt.

Welches der folgenden Diagramme (mit linearer Skalierung) beschreibt die Zusammenhänge zwischen Transportrate und Stoffkonzentration an der „Ansaugseite“ der Pumpe?

(A)

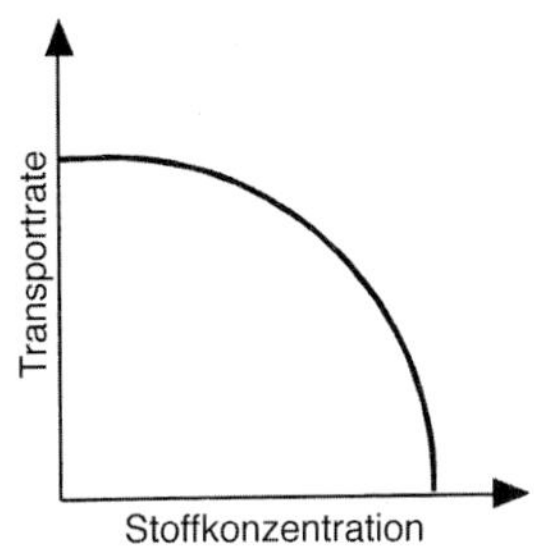

(B)

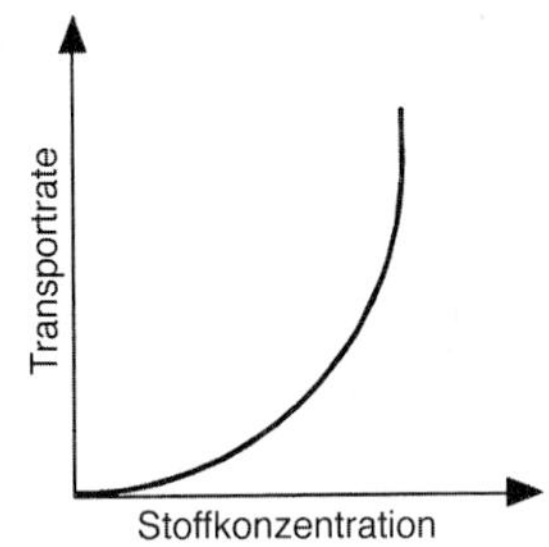

(C)

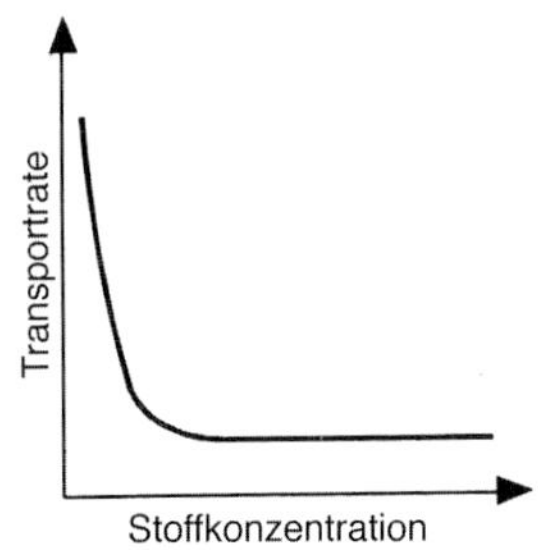

(D)

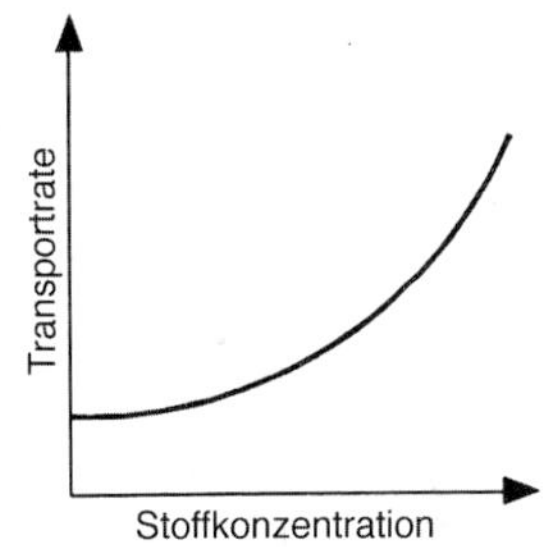

(E)

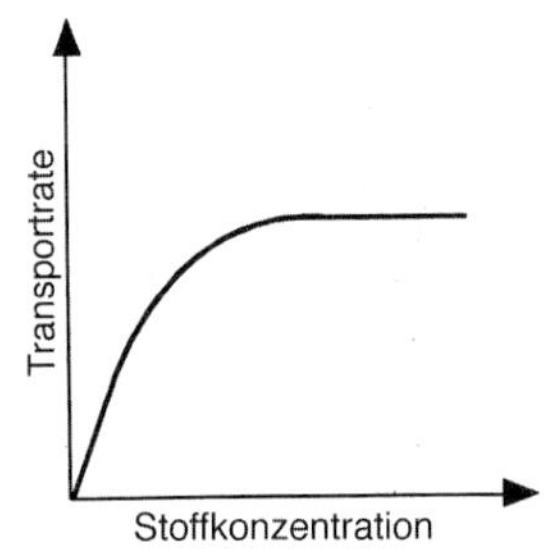

Bitte umblättern und sofort weiterarbeiten!

163) Die Reifung von Früchten wird unter anderem von Ethen beeinflusst; diese gasförmige Verbindung wird auch aus Früchten selbst freigesetzt und kann auf die Reifung der Früchte einer anderen Art einwirken, die räumlich benachbart gelagert werden. Unter „Reifung" wird hier die Abnahme des Stärkegehalts der Frucht bei gleichzeitiger Zunahme des Zuckergehalts verstanden.

Die folgende Abbildung zeigt, wie sich der Stärke- und der Zuckeranteil (in Prozent des Frischgewichts des Fruchtfleischs von Bananen) während der Lagerung bei 22,5 °C in An- bzw. in Abwesenheit von Ethen ändern.

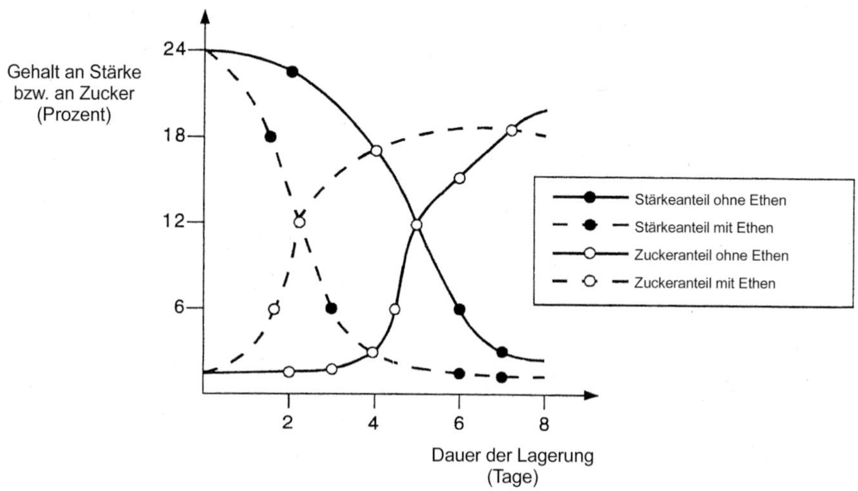

Welche der folgenden Aussagen lässt sich aus den gegebenen Informationen nicht ableiten?

(A) Ethen beschleunigt die Reifung der Bananen.

(B) Unter Etheneinfluss enthalten die Bananen nach 8 Tagen mehr Zucker als ohne Etheneinfluss.

(C) Eine zweitägige Lagerung unter Etheneinfluss wirkt sich stärker auf den Stärkegehalt als auf den Zuckergehalt aus.

(D) Ethen verkürzt bei Bananen die zur Halbierung des Stärkeanteils notwendige Lagerzeit um mehr als die Hälfte.

(E) Zwischen dem 4. und dem 6. Tag ist bei Bananen die Geschwindigkeit des Stärkeabbaus ohne Ethen höher als in Gegenwart von Ethen.

164) Die Körperkerntemperatur unterliegt im Tagesverlauf typischen Schwankungen. Bei Frauen ist zusätzlich eine Schwankung infolge des Menstruationszyklus zu beobachten; vor der Ovulation (dem Eisprung) ist der Temperaturverlauf ein anderer als kurze Zeit nach der Ovulation.

Das folgende Diagramm zeigt die Körperkerntemperatur im Tagesverlauf.

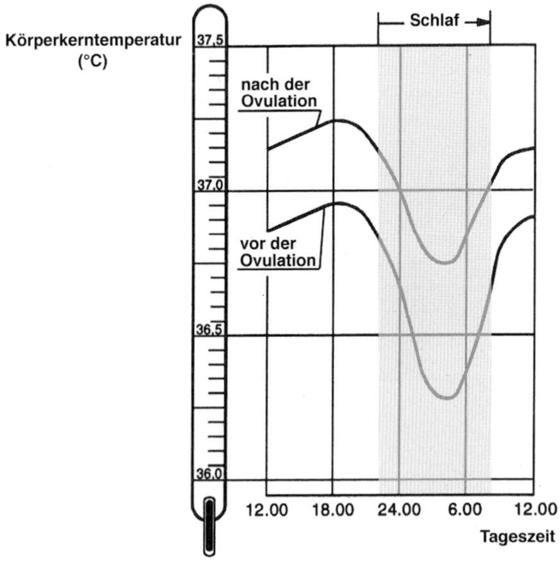

Welche der folgenden Aussagen lässt bzw. lassen sich aus den gegebenen Informationen ableiten?

I. In der ersten Tageshälfte sind stärkere Veränderungen der Temperatur zu beobachten als in der zweiten Tageshälfte.

II. Nach dem Einschlafen fällt die Körperkerntemperatur um mehrere °C ab.

III. Der größte Temperaturunterschied zwischen der Körperkerntemperatur vor und kurz nach der Ovulation tritt etwa zwischen 2 Uhr und 5 Uhr morgens auf.

(A) Nur Aussage I lässt sich ableiten.
(B) Nur Aussage III lässt sich ableiten.
(C) Nur die Aussagen I und II lassen sich ableiten.
(D) Nur die Aussagen I und III lassen sich ableiten.
(E) Nur die Aussagen II und III lassen sich ableiten.

Bitte umblättern und sofort weiterarbeiten!

165) Die folgenden Abbildungen zeigen, welcher Gehalt an den Schwermetallen Cadmium und Zink (jeweils angegeben in mg pro kg Trockensubstanz) in Salatpflanzen unter verschiedenen Kultivierungsbedingungen vorkommt:
0: ohne Düngung
1: Düngung mit Mineralien
2: Düngung mit Mist
3: Düngung mit Kompost
4: Düngung mit Klärschlamm

Die Pflanzen wurden teils in Abwesenheit eines symbiotischen Pilzes (mykorhizafrei), teils in Anwesenheit dieses Pilzes (mykorhizahaltig) gezogen. Während Cadmium giftig ist, benötigt der menschliche Organismus etwa 10 mg Zink pro Tag.

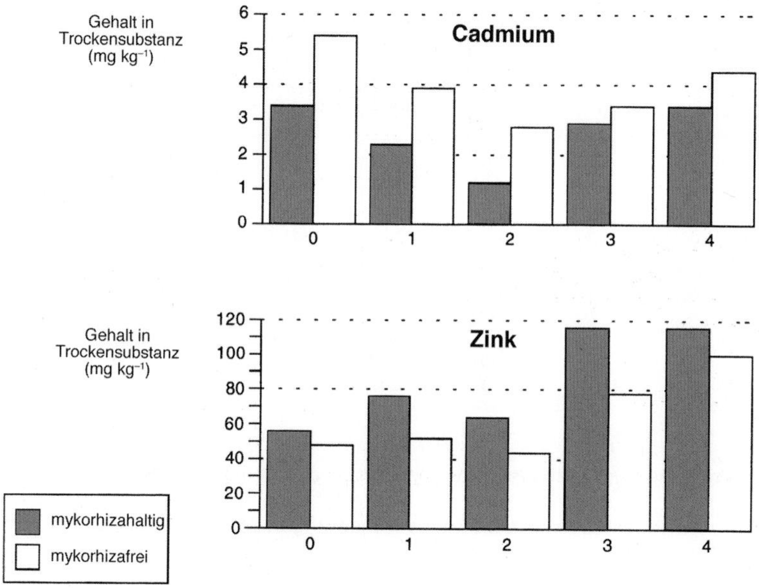

Welche der folgenden Aussagen lässt bzw. lassen sich aus den gegebenen Informationen ableiten?

I. Der Mykorhizapilz fördert die Zinkaufnahme und senkt die Cadmiumaufnahme bei Salatpflanzen.

II. Durch Düngung mit Kompost ist der Zinkgehalt der Salatpflanzen mehr als doppelt so groß wie durch Düngung mit Mist.

III. 100 g ungedüngter Salat reichen im Durchschnitt aus, um den Tagesbedarf an Zink zu decken.

(A) Nur Aussage I lässt sich ableiten.
(B) Nur Aussage II lässt sich ableiten.
(C) Nur Aussage III lässt sich ableiten.
(D) Nur die Aussagen I und II lassen sich ableiten.
(E) Nur die Aussagen II und III lassen sich ableiten.

166) An der Blutgerinnung sind neben vielen anderen Faktoren auch Blutplättchen (Thrombozyten) beteiligt. Die folgende Abbildung zeigt die Beziehung zwischen der Blutgerinnungszeit und der Zahl der Blutplättchen bei Patienten mit verschiedenen Krankheiten und Therapien.
Normalerweise befinden sich in einem Liter Blut etwa 250 Milliarden Blutplättchen, die normale Blutgerinnungszeit beträgt etwa 4 Minuten.

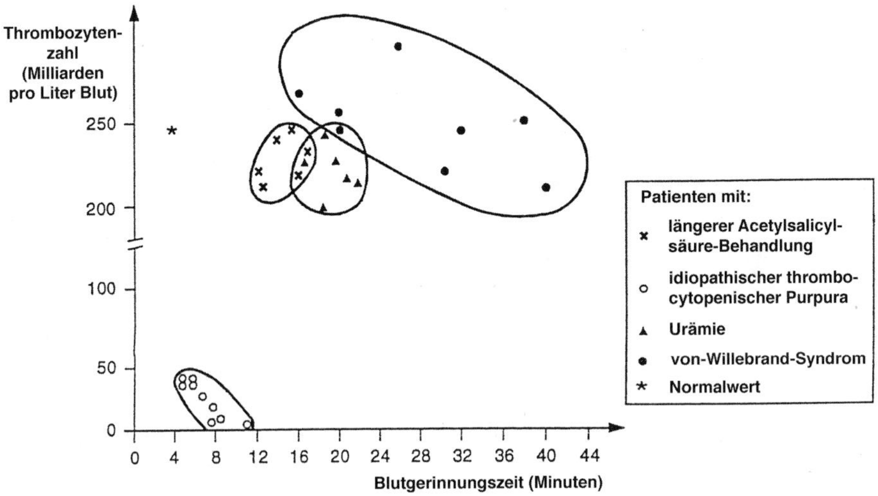

Welche der folgenden Aussagen lässt sich aus den gegebenen Informationen <u>nicht</u> ableiten?

(A) Auch bei stark verminderter Thrombozytenzahl kann die Blutgerinnungszeit fast normal sein.

(B) Die Gerinnungsstörung beim von-Willebrand-Syndrom kann nicht allein auf einer verminderten Thrombozytenzahl beruhen.

(C) Nach längerer Acetylsalicylsäure-Behandlung dauert die Blutgerinnung länger als unter normalen Bedingungen.

(D) Urämie und von-Willebrand-Syndrom lassen sich durch Messung der Blutgerinnungszeit voneinander unterscheiden.

(E) Auch nach längerer Acetylsalicylsäure-Behandlung kann die Thrombozytenzahl nahezu normal sein.

Bitte umblättern und sofort weiterarbeiten!

167) Das Wachstum einer Pflanze, der Zuwachs pro Zeiteinheit, ist von der Wasserversorgung (Bodenwasserpotential P) abhängig. Manche Pflanzen sind auch bei niedrigem Wasserangebot im Boden noch in der Lage, geringfügig zu wachsen.
Das Wachstum der Pflanze ist ein wichtiger Kennwert für die Konkurrenzkraft einer Pflanze. Wenn auf einem Standort mehrere unterschiedliche Arten zusammen wachsen, also miteinander konkurrieren, so wird letztlich die Pflanzenart mit dem relativ größten Wachstum dominieren und die anderen verdrängen.

In der folgenden Grafik (mit linearer Skalenunterteilung) sind diese Zusammenhänge für vier verschiedene Pflanzenarten (A bis D) schematisch angegeben.

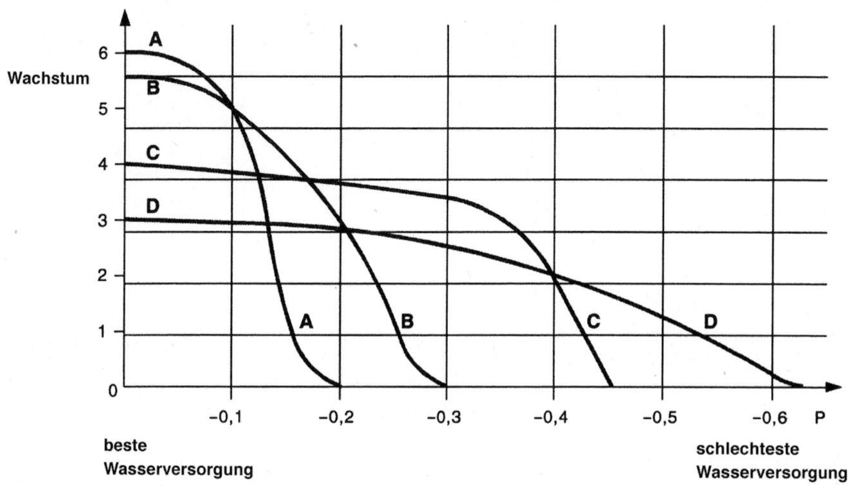

Welche der folgenden Aussagen lässt sich aus den gegebenen Informationen nicht ableiten?

(A) Art A stellt die höchsten Ansprüche an die Wasserversorgung.

(B) Art D dominiert alle anderen Arten auf sehr trockenen Standorten (P unter –0,4).

(C) Art C dominiert alle anderen Arten bei mittleren Wasserverhältnissen (P zwischen –0,1 und –0,3).

(D) Schwankt die Wasserversorgung zwischen gut und mittel (P zwischen 0 und –0,4), so ändert sich das Wachstum bei Art D weniger als bei den übrigen Arten.

(E) Je schwächer das Wachstum einer Pflanze bei idealer Wasserversorgung ist, desto besser kann sie bei schlechter werdender Wasserversorgung – im Vergleich zu den übrigen hier dargestellten Arten – gedeihen.

168) Das Sekret der Bauchspeicheldrüse (Pankreas) enthält für seine Funktion wichtige Ionen.

Die folgende Grafik zeigt die Konzentration bestimmter Ionen im Pankreassekret in Abhängigkeit von der Sekretionsrate und im Blutplasma.

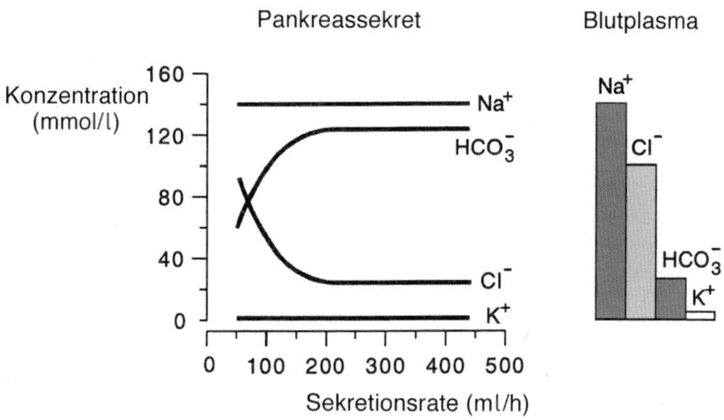

Welche der folgenden Aussagen lässt sich aus den gegebenen Informationen nicht ableiten?

(A) Die Ionenzusammensetzung des Pankreassekrets nähert sich mit zunehmender Sekretionsrate der Ionenzusammensetzung des Blutplasmas an.

(B) Die Gesamtkonzentration der angegebenen Ionen ist im Pankreassekret höher als im Blutplasma.

(C) Die Gesamtkonzentration der angegebenen Ionen bleibt bei allen dargestellten Sekretionsraten gleich.

(D) Die Cl^--Konzentration vermindert sich in dem Maße, wie sich die HCO_3^--Konzentration erhöht.

(E) Innerhalb des dargestellten Bereichs ändern sich nur die Konzentrationen der negativ geladenen Ionen.

Bitte umblättern und sofort weiterarbeiten!

169) Die Konzentration verschiedener Ionen im Speichel hängt ab von der Menge des produzierten Speichels.

Die folgenden Abbildungen zeigen, wie sich die Konzentrationen verschiedener Ionen bzw. die Gesamt-Ionenkonzentration (Osmolarität) in Abhängigkeit vom Speichelfluss (µl/min pro g Speicheldrüse) ändern.

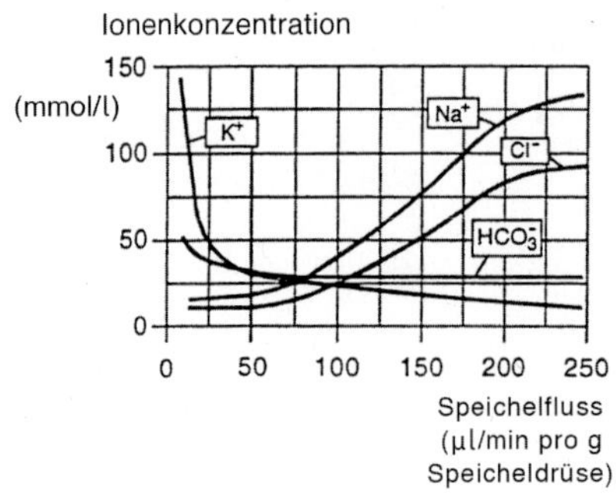

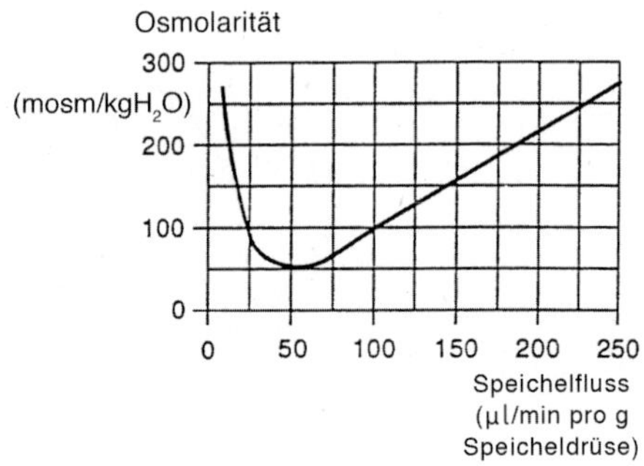

Welche der folgenden Aussagen lässt sich aus den gegebenen Informationen nicht ableiten?

(A) Bei sehr geringem Speichelfluss ist die Osmolarität etwa genauso groß wie bei sehr hohem Speichelfluss.

(B) Die Abnahme der Osmolarität bei geringer werdendem Speichelfluss geht einher mit einer Abnahme der Na^+- und der Cl^--Ionen-Konzentration.

(C) Die Na^+-Ionen-Konzentration ändert sich in Abhängigkeit vom Speichelfluss stärker als die K^+-Ionen-Konzentration.

(D) Mit zunehmendem Speichelfluss steigen die Konzentration der Na^+-Ionen und die Konzentration der Cl^--Ionen an.

(E) Die HCO_3^--Ionen-Konzentration ändert sich in Abhängigkeit vom Speichelfluss weniger als die übrigen Ionen-Konzentrationen.

170) Im Laufe der Entwicklung des Menschen wird die Synthese des β-Globins, eines Bestandteils des roten Blutfarbstoffes, von verschiedenen Organen übernommen. Die folgende Grafik zeigt, in welchem Ausmaß einige Organe an der β-Globin-Synthese in Abhängigkeit vom Alter beteiligt sind.

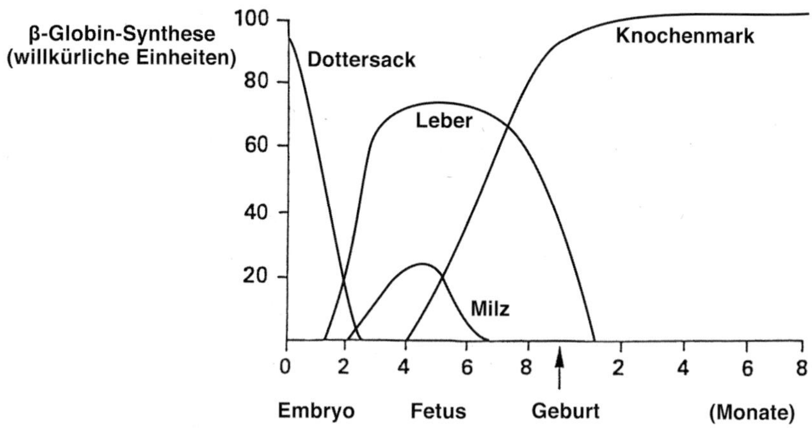

Welche der folgenden Aussagen lässt bzw. lassen sich aus den gegebenen Informationen ableiten?

I. Vom vierten Schwangerschaftsmonat bis zur Geburt sind Leber, Milz und Knochenmark durchgehend an der β-Globin-Synthese beteiligt.

II. Im ersten Schwangerschaftsmonat synthetisiert von den dargestellten Organen nur der Dottersack β-Globin.

III. Nach der Geburt kommt es zu einem starken Anstieg der β-Globin-Synthese im Knochenmark.

(A) Nur Aussage I lässt sich ableiten.
(B) Nur Aussage II lässt sich ableiten.
(C) Nur Aussage III lässt sich ableiten.
(D) Nur die Aussagen I und II lassen sich ableiten.
(E) Nur die Aussagen II und III lassen sich ableiten.

Bitte umblättern und sofort weiterarbeiten!

171) Pflanzenzellen bestehen aus Zellplasma, Zellwand und Vakuole („Zellsaftraum"). Das Zellplasma liegt lückenlos der Zellwand von innen an. Die Vakuole füllt den größten Teil des Volumens innerhalb des Zellplasmas aus.
Die osmotischen Verhältnisse solcher Zellen werden durch die Konzentration des Zellsaftes in der Vakuole (gemessen als osmotischer Druck W), das Vakuolenvolumen V und den mechanischen Zellwanddruck P (= Turgor; das ist der Druck, mit dem das Plasma an die Zellwand gedrückt wird) bestimmt. Zur Aufrechterhaltung des Turgors übt die Zelle auf ihre Umgebung eine Saugspannung S aus, die ungefähr beschreibt, mit welcher Kraft die Zelle Wasser aus ihrer Umgebung anzieht. Die Saugspannung lässt sich aus der Differenz zwischen W und P berechnen.

In der folgenden Grafik sind diese Zusammenhänge schematisch angegeben.

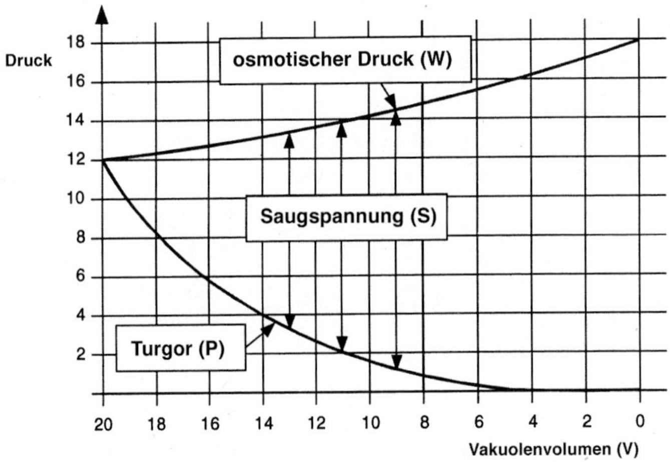

Welche der folgenden Aussagen lässt sich aus den gegebenen Informationen <u>nicht</u> ableiten?

(A) Mit steigendem Vakuolenvolumen nimmt der Turgor ab.

(B) In einer Zelle ohne Saugspannung ist der Turgor maximal.

(C) Mit steigendem Vakuolenvolumen nimmt der osmotische Druck ab.

(D) Mit abnehmendem Vakuolenvolumen steigt die Zellsaftkonzentration.

(E) Der Turgor kann genauso groß sein wie die Saugspannung.

172) Die folgende Tabelle zeigt für ein Bundesland die prozentualen Anteile verschiedener Beeinträchtigungen an ihrer Gesamtzahl, getrennt nach Altersgruppen.

Beeinträchtigung	Altersgruppe 0 bis 5 J.	6 bis 17 J.	18 bis 64 J.	65 und mehr J.
Bewegungsapparat: Gliedm., Wirbelsäule, Rumpf	6	7	20	24
Sinnesorgane: Augen, Ohren, Nase	14	13	10	15
innere Organe	11	11	21	25
Gehirn, Psyche	31	38	16	6
sonstige Beeinträchtigungen	38	31	33	30
Gesamtzahl der Menschen mit Behinderung	1281 (100)	6753 (100)	110256 (100)	116443 (100)

Welche der folgenden Aussagen in Bezug auf die angeführten Daten lässt sich aus den gegebenen Informationen nicht ableiten?

(A) Beeinträchtigungen der Sinnesorgane nahmen von Altersgruppe zu Altersgruppe – absolut betrachtet – mit ansteigendem Alter zu.

(B) Bei den 0- bis 17-jährigen entfiel über die Hälfte der Beeinträchtigungen auf die Gruppen der geistigen (Gehirn, Psyche) und sonstigen Beeinträchtigungen.

(C) Der Anteil der Menschen mit geistiger Behinderung (Gehirn, Psyche) an der Gesamtzahl der Menschen mit Behinderung einer Altersgruppe war bei den 6- bis 17-jährigen mehr als sechsmal so groß wie bei den über 64-jährigen.

(D) Von den über 17-jährigen Menschen mit Behinderung waren – absolut betrachtet – mehr als 10-mal so viele Personen durch Schädigungen der inneren Organe beeinträchtigt wie bei den 0- bis 17-jährigen.

(E) Von den über 17-jährigen Menschen mit Behinderung waren etwa 22000 durch Schädigungen des Bewegungsapparats beeinträchtigt.

Bitte umblättern und sofort weiterarbeiten!

173) Die folgende Tabelle zeigt, wie sich das Gewicht ausgewählter Organe (jeweils angegeben in Gramm) in Abhängigkeit vom Alter ändert.

	Fetus, 5 Monate	Neu-geborene	12 Monate	6 Jahre	Pubertät	Erwachsene
Gehirn	48	404	920	1 200	1 300	1 350
Herz	5	22	50	95	150	300
Thymus	1	8	12	24	30	15
Nieren	4	29	74	120	170	300
Leber	18	130	320	550	1 500	1 600
Lungen	6	66	116	260	410	1 200
Pankreas	2	5	14	25	40	90
Milz	2	10	28	55	95	155
Muskulatur	280	763	1 510	3 638	9 784	männlich: 20-29 kg weiblich: 10-20 kg

Welche der folgenden Aussagen lässt sich aus den gegebenen Informationen nicht ableiten?

(A) Von der Pubertät zum Erwachsenenalter kann sich das Gewicht einzelner Organe noch mehr als verdoppeln.

(B) Von der Geburt zum Erwachsenenalter kann sich das Gewicht einzelner Organe mehr als verzehnfachen.

(C) Innerhalb des ersten Lebensjahres ändert sich das Gewicht der Leber prozentual stärker als dasjenige des Gehirns.

(D) Vom ersten Lebensjahr bis hin zum Erwachsenenalter steigt das Gewicht der Leber prozentual stärker an als dasjenige der Lungen.

(E) Mit Ausnahme der Muskulatur ist bis zum Alter von 6 Jahren das Gewicht des Gehirns höher als dasjenige der anderen aufgeführten Organe.

174) Das Schwermetall Zink ist für Fische ein starkes Gift. Die Giftwirkung ist u.a. vom Kalkgehalt des Wassers (Gesamthärte) abhängig.

Die folgende Grafik zeigt die mittlere Überlebenszeit von Fischen in Abhängigkeit vom Zinkgehalt des Wassers und unterschiedlichen Wasserhärten.

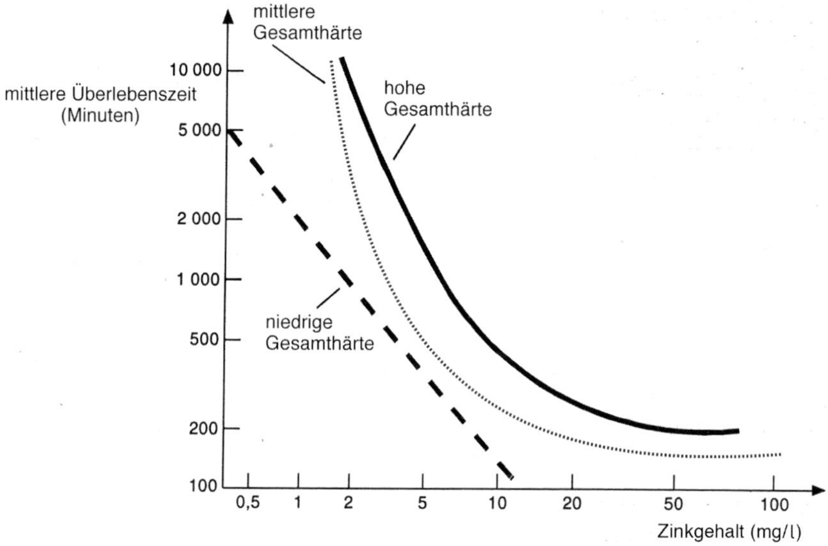

Welche der folgenden Aussagen lässt bzw. lassen sich aus den gegebenen Informationen ableiten?

I. Wenn bei niedriger Gesamthärte des Wassers die Zinkkonzentration halbiert wird, führt dies zu mehr als einer Verdopplung der mittleren Überlebenszeit der Fische.

II. Sinkt der Zinkgehalt von 5 mg/l auf 2 mg/l, so kann sich bei mittlerer und hoher Gesamthärte des Wassers die mittlere Überlebenszeit der Fische mehr als verdreifachen.

III. Mit zunehmender Gesamthärte des Wassers sinkt die mittlere Überlebenszeit der Fische.

(A) Nur Aussage II lässt sich ableiten.
(B) Nur Aussage III lässt sich ableiten.
(C) Nur die Aussagen I und II lassen sich ableiten.
(D) Nur die Aussagen II und III lassen sich ableiten.
(E) Alle drei Aussagen lassen sich ableiten.

Bitte umblättern und sofort weiterarbeiten!

175) Die bei einem Atemzug in Ruhelage ein- oder ausgeatmete Luftmenge (das sog. Atemzugvolumen) unterscheidet sich von derjenigen bei intensiver Atmung und auch von der in der Lunge insgesamt enthaltenen Luftmenge.

In der folgenden Grafik sind die verschiedenen Luftmengen als Lungenvolumina bzw. -kapazitäten abgebildet und in Abhängigkeit von Alter und Geschlecht dargestellt.
(Inspiration = Einatmung, Exspiration = Ausatmung, residual = übrigbleibend)

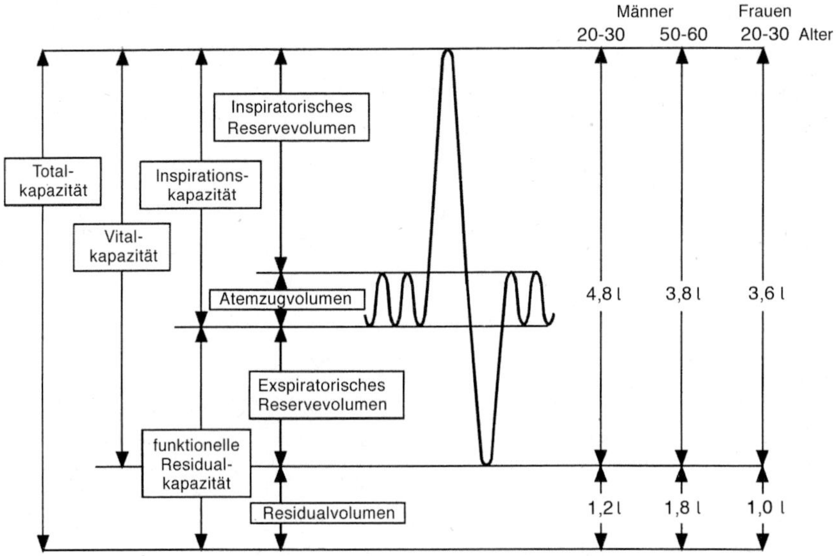

Welche der folgenden Aussagen lässt bzw. lassen sich aus den gegebenen Informationen ableiten?

I. Bei 20- bis 30-jährigen Frauen sind Total- und Vitalkapazität um mehr als ein Fünftel niedriger als bei 20- bis 30-jährigen Männern.

II. Zur Berechnung des Atemzugvolumens sind nur die Angaben über das exspiratorische und das inspiratorische Reservevolumen erforderlich.

III. Bei 50- bis 60-jährigen Männern ist im Vergleich zu 20- bis 30-jährigen Männern die Totalkapazität weniger stark vermindert als die Vitalkapazität.

(A) Nur Aussage I lässt sich ableiten.
(B) Nur Aussage II lässt sich ableiten.
(C) Nur Aussage III lässt sich ableiten.
(D) Nur die Aussagen I und III lassen sich ableiten.
(E) Nur die Aussagen II und III lassen sich ableiten.

176) Algen benötigen zur Energiegewinnung durch Photosynthese Licht. Das Wirkungsoptimum liegt für verschiedene Meeresalgen bei unterschiedlichen Wellenlängen des Lichts.

Die folgende Abbildung zeigt, wieviel Prozent des einfallenden Sonnenlichts in unterschiedlichen Tiefen von trübem Adriawasser und klarem Wasser im östlichen Mittelmeer in Abhängigkeit von der Wellenlänge gemessen wurden.

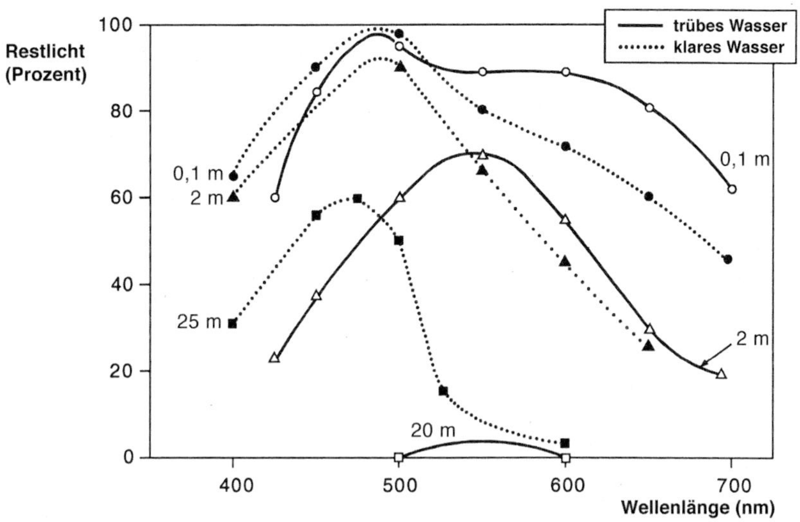

Welche der folgenden Aussagen lässt sich aus den gegebenen Informationen nicht ableiten?

(A) Bei einer Wassertiefe von 0,1 m dringt in trübes Wasser weniger langwelliges Licht ein als in klares Wasser.

(B) Licht mit einer Wellenlänge von etwa 520 nm dringt bei einer Wassertiefe von 0,1 m in trübes und klares Wasser gleich stark ein.

(C) In klares Wasser dringt bei einer Wassertiefe von 25 m mehr Licht mit einer Wellenlänge von etwa 480 nm ein als Licht mit einer anderen Wellenlänge.

(D) Licht mit einer Wellenlänge von etwa 550 nm dringt in trübes Wasser tiefer ein als Licht mit einer Wellenlänge von 600 nm.

(E) Algen, die ihr Wirkungsoptimum bei einer Wellenlänge zwischen 450 und 500 nm besitzen, können in klarem Wasser in größeren Tiefen leben als solche, deren Wirkungsoptimum bei einer Wellenlänge von 600 nm liegt.

Bitte umblättern und sofort weiterarbeiten!

177) Die folgenden Grafiken zeigen, wie sich die Häufigkeiten von Krebserkrankungen – getrennt für Männer und Frauen – zwischen 1976 und 1990 im Saarland veränderten.

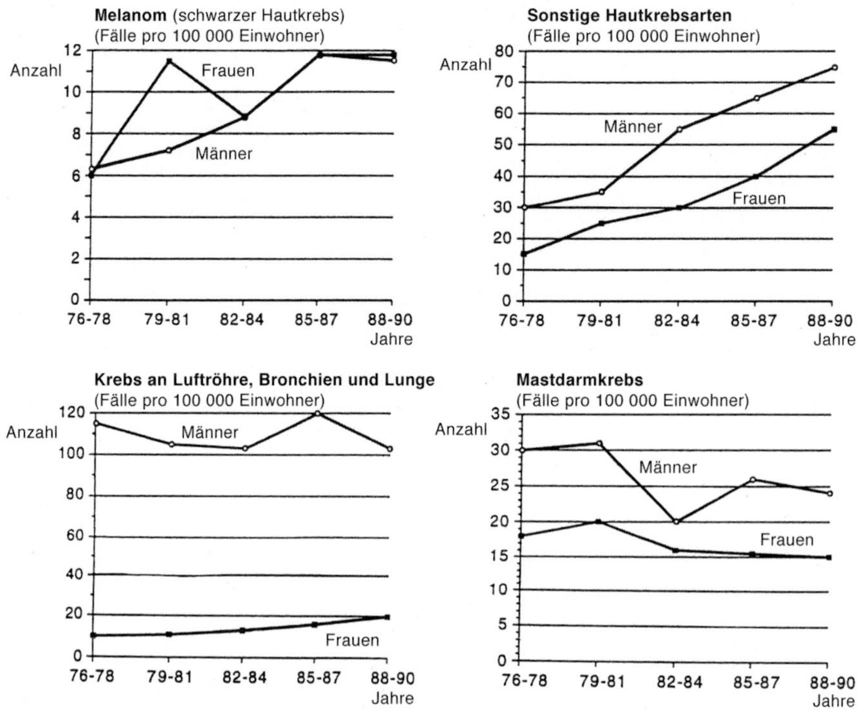

Welche der folgenden Aussagen lässt sich aus den gegebenen Informationen in Bezug auf die Verhältnisse im Saarland nicht ableiten?

(A) Das Melanom trat seltener auf als „sonstige Hautkrebsarten".

(B) Die „sonstigen Hautkrebsarten" nahmen im gesamten Beobachtungszeitraum bei Männern prozentual stärker zu als bei Frauen.

(C) Bei Männern trat von 1976 bis 1981 Krebs an Luftröhre, Bronchien und Lunge insgesamt häufiger auf als die übrigen aufgeführten Krebsarten zusammengenommen.

(D) Bei keiner der aufgeführten Krebsarten nahm die Häufigkeit der Erkrankung während des Beobachtungszeitraums kontinuierlich ab.

(E) Von 1976 bis 1984 waren Männer mehr als doppelt so häufig von den aufgeführten Krebsarten insgesamt betroffen wie Frauen.

178) In der Niere werden wasserlösliche Stoffe aus dem Blut filtriert und in die Harnkanälchen weitergeleitet. Für viele Stoffe gilt, dass nicht die gesamte filtrierte Menge mit dem Urin ausgeschieden wird; vielmehr wird ein Teil der zunächst filtrierten Moleküle wieder in das Blut aufgenommen.

Für Glucose (Blutzucker) ist in der Grafik die Beziehung zwischen der Konzentration im Blut und der filtrierten, der ausgeschiedenen sowie der wieder aufgenommenen (reabsorbierten) Menge angegeben.

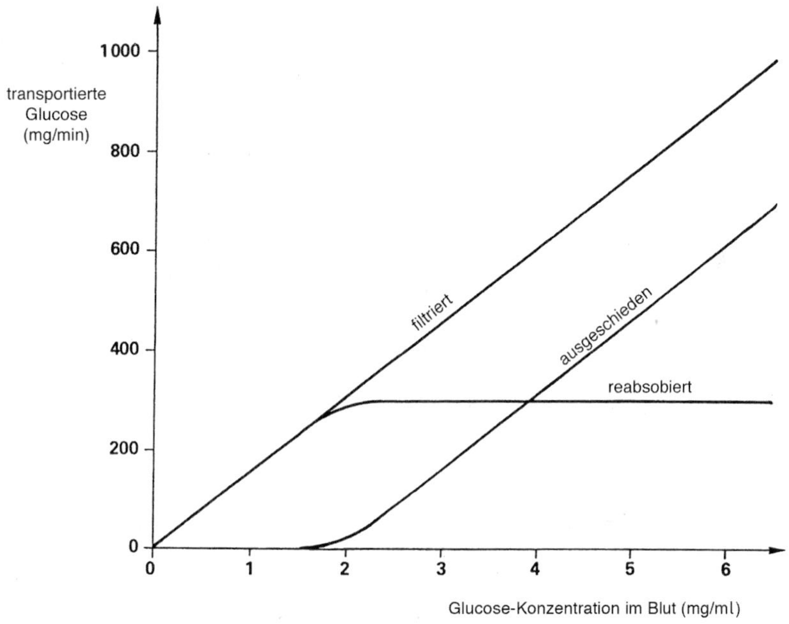

Welche der folgenden Aussagen lässt bzw. lassen sich aus den gegebenen Informationen ableiten?

I. Bei Glucose-Konzentrationen unter 1,5 mg/ml wird die gesamte filtrierte Menge reabsorbiert.

II. Die Differenz zwischen den Mengen der ausgeschiedenen und der filtrierten Glucose ist bei jeder Glucose-Konzentration die gleiche.

III. Oberhalb einer Glucose-Konzentration von etwa 2 mg/ml wird keine Glucose mehr reabsorbiert.

(A) Nur Aussage I ist ableitbar.
(B) Nur Aussage II ist ableitbar.
(C) Nur Aussage III ist ableitbar.
(D) Nur die Aussagen I und II sind ableitbar.
(E) Nur die Aussagen II und III sind ableitbar.

Bitte umblättern und sofort weiterarbeiten!

179) Die Qualität von Glas wird von seiner chemischen Zusammensetzung bestimmt. Normales Gebrauchsglas (Fensterglas, Flaschenglas usw.) besteht zu 12 Prozent aus Na_2O und zu 12 Prozent aus CaO, der Rest ist SiO_2. In Spuren ist auch gesundheitsschädliches Blei enthalten.

Die folgende Abbildung zeigt, wie die nach einer bestimmten Methode aus 1 cm^3 Glas auslaugbare Bleimenge (in µg) von der Zusammensetzung des Glases abhängt.

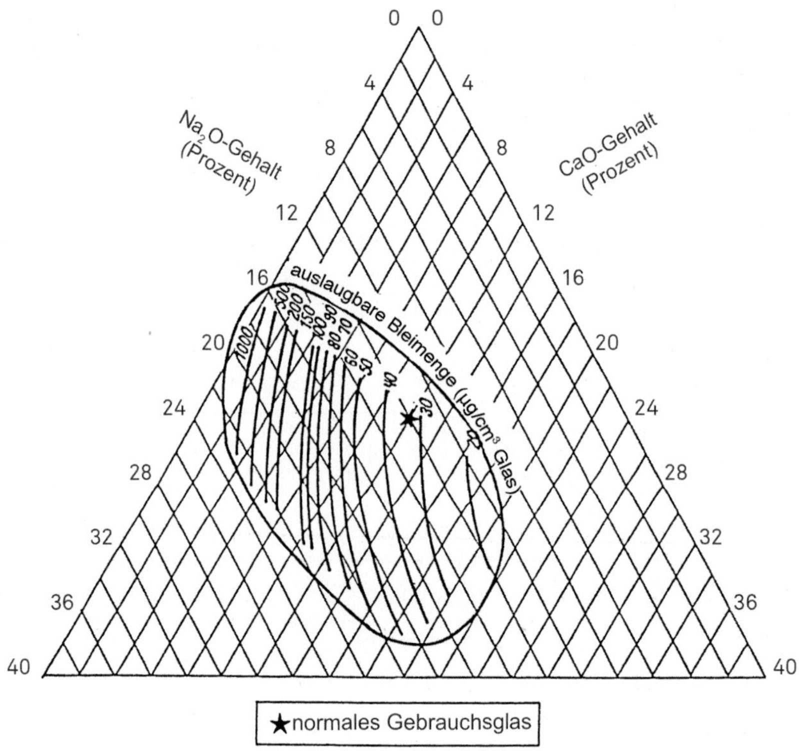

Welche der folgenden Aussagen für Mischungsverhältnisse innerhalb des eingezeichneten Ovals ist aus den gegebenen Informationen ableitbar?

(A) Aus normalem Gebrauchsglas werden pro cm^3 weniger als 30 µg Blei ausgelaugt.

(B) Aus Gläsern mit mehr als 70 Prozent SiO_2 kann kein Blei ausgelaugt werden.

(C) Bei einem Na_2O-Gehalt von 20 Prozent kann durch Halbierung des CaO-Gehaltes die auslaugbare Bleimenge mehr als verdoppelt werden.

(D) Bei festem Na_2O-Gehalt steigt die auslaugbare Bleimenge mit zunehmendem CaO-Gehalt.

(E) Bei festem CaO-Gehalt steigt die auslaugbare Bleimenge mit abnehmendem Na_2O-Gehalt.

180) Bei einem gesunden Erwachsenen kann der Organismus zur weitgehenden Konstanthaltung der Temperatur im Körperinneren (Kerntemperatur) Wärme bilden, Wärme aus der Umgebung aufnehmen oder dorthin abgeben. Letzteres kann durch trockene Wärmeabgabe (z.B. Wärmestrahlung) sowie durch Wasserverdunstung an der Hautoberfläche und in den Atemwegen (evaporative Wärmeabgabe) erfolgen. Als Perspiratio insensibilis bezeichnet man die Wasserverdunstung ohne bemerkbare Schweißsekretion.

Im folgenden Diagramm sind die gebildete, die abgegebene und die aufgenommene Wärmemenge sowie die Kerntemperatur in Abhängigkeit von der Umgebungstemperatur für einen ruhenden unbekleideten Erwachsenen dargestellt.

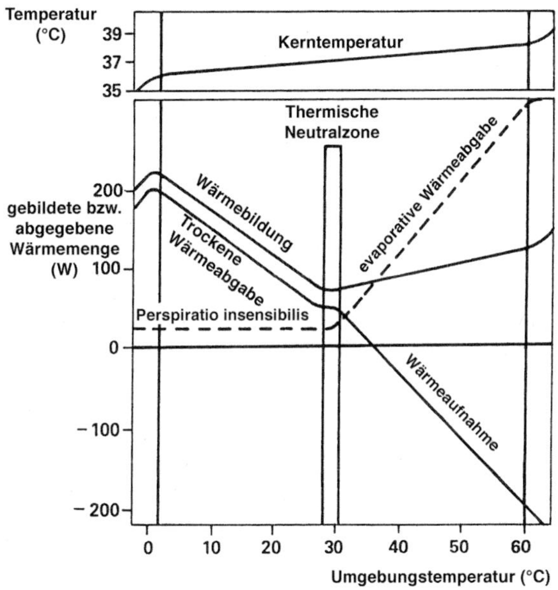

Welche der folgenden Aussagen lässt sich aus den gegebenen Informationen <u>nicht</u> ableiten?

(A) Bei der Perspiratio insensibilis ist die abgegebene Wärmemenge von der Umgebungstemperatur abhängig.

(B) Bei Umgebungstemperaturen über 37 °C wird mehr Wärme evaporativ abgegeben, als Wärme gebildet wird.

(C) Eine Erhöhung der Umgebungstemperatur von 30 °C auf 60 °C hat ein Ansteigen der Kerntemperatur um weniger als 10 Prozent zur Folge.

(D) Bei einer Umgebungstemperatur zwischen 15 °C und 25 °C steigt die trockene Wärmeabgabe mit abnehmender Umgebungstemperatur.

(E) Je nach Umgebungstemperatur können sich die maximale und die minimale Wärmebildung um mehr als den Faktor 2 unterscheiden.

Bitte umblättern und sofort weiterarbeiten!

181) Ein Sportler läuft 10 Runden zu je 200 m auf einer Hallenbahn, wobei er seine Geschwindigkeit von Runde zu Runde steigert. Dabei wird die Herzfrequenz registriert.
Bei diesem sogenannten Conconi-Test ergaben sich folgende Werte:

Strecke (m)	Geschwindigkeit (m/s)	mittlere Herzfrequenz (pro min)
0 – 200	1,6	130
201 – 400	1,9	138
401 – 600	2,3	145
601 – 800	2,7	150
801 – 1 000	3,3	159
1 001 – 1 200	3,7	169
1 201 – 1 400	4,0	176
1 401 – 1 600	4,4	184
1 601 – 1 800	4,8	187
1 801 – 2 000	5,2	189

Welche der folgenden Aussagen lässt bzw. lassen sich aus den gegebenen Informationen ableiten?

I. Ab einer Geschwindigkeit von 4,4 m/s nimmt die Herzfrequenz weniger stark zu als bei vorangegangenen Geschwindigkeitssteigerungen.

II. In der letzten Runde ist die Anzahl der Herzschläge insgesamt kleiner als in der zweiten Runde.

III. Für die letzten vier Runden braucht der Läufer weniger als vier Minuten.

(A) Nur Aussage I lässt sich ableiten.
(B) Nur Aussage II lässt sich ableiten.
(C) Nur die Aussagen I und II lassen sich ableiten.
(D) Nur die Aussagen II und III lassen sich ableiten.
(E) Alle drei Aussagen lassen sich ableiten.

182) Die infektiöse Hepatitis C (Leberentzündung) ist deshalb eine besonders gefährliche Erkrankung, weil weniger als die Hälfte der Erkrankten wieder vollständig gesunden. In 60 Prozent der Fälle geht die Krankheit in ein chronisches Stadium über. Diesen Patienten versucht man durch die Gabe von Interferon zu helfen.

Die folgenden Abbildungen zeigen die Konzentrations-Verläufe des aus der Leber stammenden Enzyms SGPT unter mehrmonatiger Interferon-Therapie bei chronischer Hepatitis.
Gruppe 1: Normalisierte Leberbefunde nach Interferon-Therapie
Gruppe 2: Minimale Besserung der Leberbefunde nach Interferon-Therapie
Gruppe 3: Keinerlei Besserung der Leberbefunde nach Interferon-Therapie

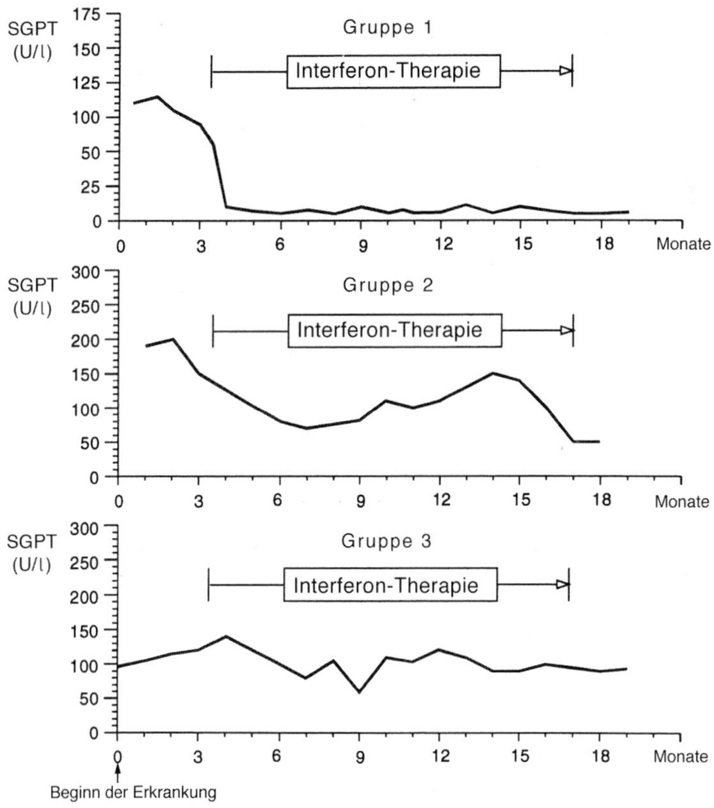

Welche der folgenden Aussagen ist aus den gegebenen Informationen ableitbar?

(A) Zu Beginn der Therapie stieg bei allen Patienten die Konzentration des SGPT kurzfristig an.

(B) Die Behandlung endete jeweils 17 Monate nach Beginn der Therapie.

(C) Die SGPT-Werte lagen zu Beginn der Therapie in allen Gruppen zwischen 50 U/l und 150 U/l.

(D) In der Gruppe, in der sich keinerlei Besserung der Leberbefunde zeigte, lagen die SGPT-Werte deutlich über denjenigen in der Gruppe, in der sich eine minimale Besserung der Leberbefunde zeigte.

(E) Lediglich in Gruppe 1 lagen die SGPT-Werte am Ende der Interferon-Therapie unterhalb denjenigen, die zu Beginn der Therapie gemessen wurden.

Bitte umblättern und sofort weiterarbeiten!

183) Die nachfolgende Abbildung zeigt das Risiko, an einer koronaren Herzkrankheit (KHK) zu erkranken, in Abhängigkeit von der High-density-Lipoprotein-Konzentration (HDL-Cholesterin) und der Gesamtcholesterin-Konzentration im Blut.
Das Risiko, an einer koronaren Herzkrankheit zu erkranken, ist hier definiert als Anteil der Personen, die an dieser Krankheit leiden, an der jeweiligen Gruppe mit gleicher Cholesterin-Konzentration.

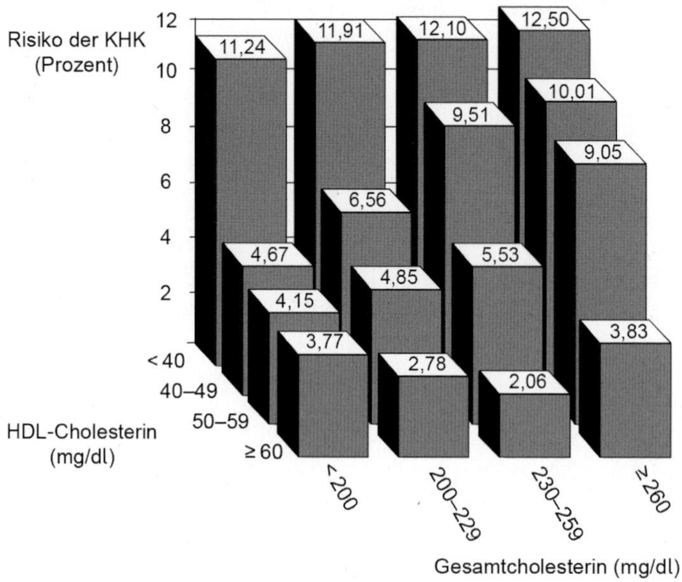

Welche der folgenden Aussagen lässt bzw. lassen sich aus den gegebenen Informationen ableiten?

I. Bei HDL-Werten von mehr als 60 mg/dl ist das KHK-Risiko bei sehr niedrigen Gesamtcholesterin-Werten etwa gleich groß wie bei sehr hohen Gesamtcholesterin-Werten.

II. Das KHK-Risiko wird stärker von der HDL-Cholesterin-Konzentration beeinflusst als von der Gesamtcholesterin-Konzentration.

III. Das höchste KHK-Risiko unterscheidet sich etwa um den Faktor 6 vom geringsten KHK-Risiko.

(A) Nur Aussage I ist ableitbar.
(B) Nur die Aussagen I und II sind ableitbar.
(C) Nur die Aussagen I und III sind ableitbar.
(D) Nur die Aussagen II und III sind ableitbar.
(E) Alle drei Aussagen sind ableitbar.

184) Das Herz ist ein Hohlmuskel, der durch Kontraktion das Blut durch das Gefäßsystem des Körpers pumpt. Das pro Herzschlag geförderte Volumen nennt man Schlagvolumen, das pro Zeiteinheit geförderte Volumen nennt man das Herzzeitvolumen.

Die folgenden Diagramme zeigen, wie sich diese beiden Größen in Abhängigkeit von der Herzfrequenz (Anzahl der Herzschläge pro Minute) ändern. Dargestellt ist ferner, wie sich dieser Zusammenhang gestaltet, wenn der Sympathikus (ein das Herz innervierender Nerv) bzw. der Vorhof (ein Teil des Herzens) gereizt wird. Jede dieser Reizungen führt zu einer Steigerung der Herzfrequenz.

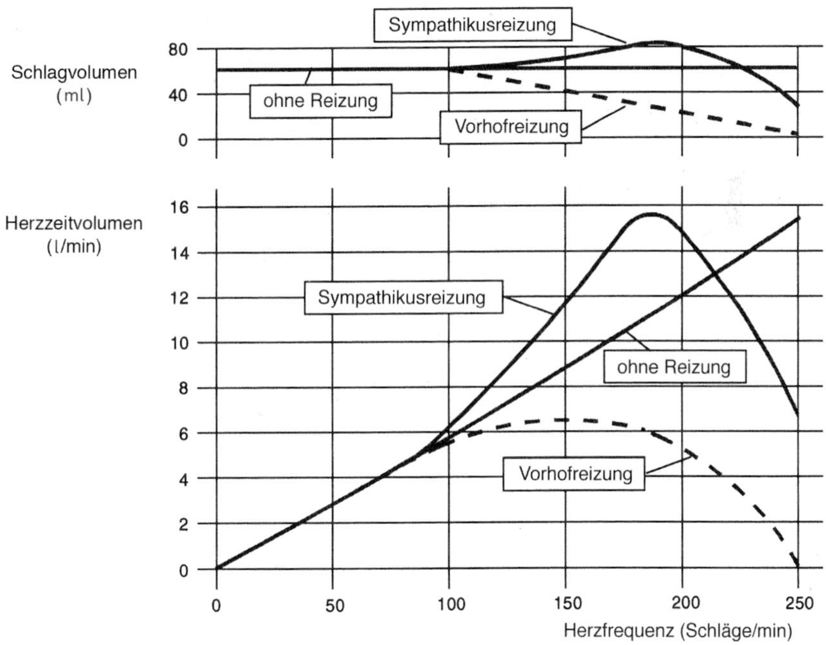

Welche der folgenden Aussagen lässt sich aus den gegebenen Informationen nicht ableiten?

(A) Bei gleichbleibendem Schlagvolumen steigt das Herzzeitvolumen als Funktion der Herzfrequenz annähernd linear an.

(B) Bei einer Erhöhung der Herzfrequenz durch Vorhofreizung sinkt das Schlagvolumen.

(C) Das Schlagvolumen kann durch Sympathikusreizung erhöht werden.

(D) Bei einer Erhöhung der Herzfrequenz von 200 auf 250 sinkt das Herzzeitvolumen bei Vorhofreizung prozentual stärker als bei Sympathikusreizung.

(E) Bei einer Erhöhung der Herzfrequenz durch Vorhofreizung sinkt das Herzzeitvolumen.

Nicht umblättern! Warten Sie auf das Zeichen des Testleiters!

STOPP

Antwortbogen Vormittag

Muster zuordnen

	A	B	C	D	E
1	☐	☐	☐	☐	☐
2	☐	☐	☐	☐	☐
3	☐	☐	☐	☐	☐
4	☐	☐	☐	☐	☐
5	☐	☐	☐	☐	☐
6	☐	☐	☐	☐	☐
7	☐	☐	☐	☐	☐
8	☐	☐	☐	☐	☐
9	☐	☐	☐	☐	☐
10	☐	☐	☐	☐	☐
11	☐	☐	☐	☐	☐
12	☐	☐	☐	☐	☐
13	☐	☐	☐	☐	☐
14	☐	☐	☐	☐	☐
15	☐	☐	☐	☐	☐
16	☐	☐	☐	☐	☐
17	☐	☐	☐	☐	☐
18	☐	☐	☐	☐	☐
19	☐	☐	☐	☐	☐
20	☐	☐	☐	☐	☐
21	☐	☐	☐	☐	☐
22	☐	☐	☐	☐	☐
23	☐	☐	☐	☐	☐
24	☐	☐	☐	☐	☐

Schlauchfiguren

	A	B	C	D	E
49	☐	☐	☐	☐	☐
50	☐	☐	☐	☐	☐
51	☐	☐	☐	☐	☐
52	☐	☐	☐	☐	☐
53	☐	☐	☐	☐	☐
54	☐	☐	☐	☐	☐
55	☐	☐	☐	☐	☐
56	☐	☐	☐	☐	☐
57	☐	☐	☐	☐	☐
58	☐	☐	☐	☐	☐
59	☐	☐	☐	☐	☐
60	☐	☐	☐	☐	☐
61	☐	☐	☐	☐	☐
62	☐	☐	☐	☐	☐
63	☐	☐	☐	☐	☐
64	☐	☐	☐	☐	☐
65	☐	☐	☐	☐	☐
66	☐	☐	☐	☐	☐
67	☐	☐	☐	☐	☐
68	☐	☐	☐	☐	☐
69	☐	☐	☐	☐	☐
70	☐	☐	☐	☐	☐
71	☐	☐	☐	☐	☐
72	☐	☐	☐	☐	☐

Med.-nat. Grundverständnis

	A	B	C	D	E
25	☐	☐	☐	☐	☐
26	☐	☐	☐	☐	☐
27	☐	☐	☐	☐	☐
28	☐	☐	☐	☐	☐
29	☐	☐	☐	☐	☐
30	☐	☐	☐	☐	☐
31	☐	☐	☐	☐	☐
32	☐	☐	☐	☐	☐
33	☐	☐	☐	☐	☐
34	☐	☐	☐	☐	☐
35	☐	☐	☐	☐	☐
36	☐	☐	☐	☐	☐
37	☐	☐	☐	☐	☐
38	☐	☐	☐	☐	☐
39	☐	☐	☐	☐	☐
40	☐	☐	☐	☐	☐
41	☐	☐	☐	☐	☐
42	☐	☐	☐	☐	☐
43	☐	☐	☐	☐	☐
44	☐	☐	☐	☐	☐
45	☐	☐	☐	☐	☐
46	☐	☐	☐	☐	☐
47	☐	☐	☐	☐	☐
48	☐	☐	☐	☐	☐

Quantitative u. formale Probleme

	A	B	C	D	E
73	☐	☐	☐	☐	☐
74	☐	☐	☐	☐	☐
75	☐	☐	☐	☐	☐
76	☐	☐	☐	☐	☐
77	☐	☐	☐	☐	☐
78	☐	☐	☐	☐	☐
79	☐	☐	☐	☐	☐
80	☐	☐	☐	☐	☐
81	☐	☐	☐	☐	☐
82	☐	☐	☐	☐	☐
83	☐	☐	☐	☐	☐
84	☐	☐	☐	☐	☐
85	☐	☐	☐	☐	☐
86	☐	☐	☐	☐	☐
87	☐	☐	☐	☐	☐
88	☐	☐	☐	☐	☐
89	☐	☐	☐	☐	☐
90	☐	☐	☐	☐	☐
91	☐	☐	☐	☐	☐
92	☐	☐	☐	☐	☐
93	☐	☐	☐	☐	☐
94	☐	☐	☐	☐	☐
95	☐	☐	☐	☐	☐
96	☐	☐	☐	☐	☐

Antwortbogen Nachmittag

Textverständnis

	A	B	C	D	E
97	☐	☐	☐	☐	☐
98	☐	☐	☐	☐	☐
99	☐	☐	☐	☐	☐
100	☐	☐	☐	☐	☐
101	☐	☐	☐	☐	☐
102	☐	☐	☐	☐	☐
103	☐	☐	☐	☐	☐
104	☐	☐	☐	☐	☐
105	☐	☐	☐	☐	☐
106	☐	☐	☐	☐	☐
107	☐	☐	☐	☐	☐
108	☐	☐	☐	☐	☐
109	☐	☐	☐	☐	☐
110	☐	☐	☐	☐	☐
111	☐	☐	☐	☐	☐
112	☐	☐	☐	☐	☐
113	☐	☐	☐	☐	☐
114	☐	☐	☐	☐	☐
115	☐	☐	☐	☐	☐
116	☐	☐	☐	☐	☐
117	☐	☐	☐	☐	☐
118	☐	☐	☐	☐	☐
119	☐	☐	☐	☐	☐
120	☐	☐	☐	☐	☐

Fakten lernen

	A	B	C	D	E
141	☐	☐	☐	☐	☐
142	☐	☐	☐	☐	☐
143	☐	☐	☐	☐	☐
144	☐	☐	☐	☐	☐
145	☐	☐	☐	☐	☐
146	☐	☐	☐	☐	☐
147	☐	☐	☐	☐	☐
148	☐	☐	☐	☐	☐
149	☐	☐	☐	☐	☐
150	☐	☐	☐	☐	☐
151	☐	☐	☐	☐	☐
152	☐	☐	☐	☐	☐
153	☐	☐	☐	☐	☐
154	☐	☐	☐	☐	☐
155	☐	☐	☐	☐	☐
156	☐	☐	☐	☐	☐
157	☐	☐	☐	☐	☐
158	☐	☐	☐	☐	☐
159	☐	☐	☐	☐	☐
160	☐	☐	☐	☐	☐

Figuren lernen

	A	B	C	D	E
121	☐	☐	☐	☐	☐
122	☐	☐	☐	☐	☐
123	☐	☐	☐	☐	☐
124	☐	☐	☐	☐	☐
125	☐	☐	☐	☐	☐
126	☐	☐	☐	☐	☐
127	☐	☐	☐	☐	☐
128	☐	☐	☐	☐	☐
129	☐	☐	☐	☐	☐
130	☐	☐	☐	☐	☐
131	☐	☐	☐	☐	☐
132	☐	☐	☐	☐	☐
133	☐	☐	☐	☐	☐
134	☐	☐	☐	☐	☐
135	☐	☐	☐	☐	☐
136	☐	☐	☐	☐	☐
137	☐	☐	☐	☐	☐
138	☐	☐	☐	☐	☐
139	☐	☐	☐	☐	☐
140	☐	☐	☐	☐	☐

Diagramme und Tabellen

	A	B	C	D	E
161	☐	☐	☐	☐	☐
162	☐	☐	☐	☐	☐
163	☐	☐	☐	☐	☐
164	☐	☐	☐	☐	☐
165	☐	☐	☐	☐	☐
166	☐	☐	☐	☐	☐
167	☐	☐	☐	☐	☐
168	☐	☐	☐	☐	☐
169	☐	☐	☐	☐	☐
170	☐	☐	☐	☐	☐
171	☐	☐	☐	☐	☐
172	☐	☐	☐	☐	☐
173	☐	☐	☐	☐	☐
174	☐	☐	☐	☐	☐
175	☐	☐	☐	☐	☐
176	☐	☐	☐	☐	☐
177	☐	☐	☐	☐	☐
178	☐	☐	☐	☐	☐
179	☐	☐	☐	☐	☐
180	☐	☐	☐	☐	☐
181	☐	☐	☐	☐	☐
182	☐	☐	☐	☐	☐
183	☐	☐	☐	☐	☐
184	☐	☐	☐	☐	☐

Lösungsschlüssel Vormittag

Muster zuordnen

	A	B	C	D	E
1	□	■	□	□	□
2	□	□	□	□	■
3	□	□	□	■	□
4	■	□	□	□	□
5	■	□	□	□	□
6	□	□	■	□	□
7	□	□	■	□	□
8	□	□	□	■	□
9	□	□	□	□	■
10	□	■	□	□	□
11	■	□	□	□	□
12	□	■	□	□	□
13	□	□	■	□	□
14	■	□	□	□	□
15	□	□	□	■	□
16	□	■	□	□	□
17	■	□	□	□	□
18	□	□	□	■	□
19	□	□	■	□	□
20	□	□	□	□	■
21	□	□	□	□	■
22	□	□	□	■	□
23	□	■	□	□	□
24	□	□	□	■	□

Schlauchfiguren

	A	B	C	D	E
49	□	□	□	□	■
50	□	□	□	■	□
51	□	■	□	□	□
52	□	□	□	□	■
53	□	□	□	■	□
54	□	□	■	□	□
55	□	□	□	■	□
56	□	■	□	□	□
57	□	□	□	■	□
58	□	□	□	■	□
59	□	□	□	■	□
60	■	□	□	□	□
61	■	□	□	□	□
62	■	□	□	□	□
63	□	□	■	□	□
64	■	□	□	□	□
65	□	□	■	□	□
66	□	■	□	□	□
67	■	□	□	□	□
68	□	■	□	□	□
69	□	□	■	□	□
70	□	■	□	□	□
71	■	□	□	□	□
72	□	□	■	□	□

Med.-nat. Grundverständnis

	A	B	C	D	E
25	□	□	■	□	□
26	□	■	□	□	□
27	□	□	□	□	■
28	□	□	■	□	□
29	□	□	■	□	□
30	□	□	□	■	□
31	□	□	□	■	□
32	□	□	□	■	□
33	□	□	□	□	■
34	□	□	□	□	■
35	□	■	□	□	□
36	□	■	□	□	□
37	□	□	□	□	■
38	□	□	□	■	□
39	□	□	■	□	□
40	□	■	□	□	□
41	□	□	□	■	□
42	■	□	□	□	□
43	■	□	□	□	□
44	□	□	□	□	■
45	□	■	□	□	□
46	□	□	□	□	■
47	■	□	□	□	□
48	□	□	□	□	■

Quantitative u. formale Probleme

	A	B	C	D	E
73	□	□	■	□	□
74	■	□	□	□	□
75	□	□	□	■	□
76	□	□	■	□	□
77	□	□	□	□	■
78	□	■	□	□	□
79	□	□	□	■	□
80	□	□	□	□	■
81	□	□	□	□	■
82	□	□	■	□	□
83	□	□	□	■	□
84	■	□	□	□	□
85	□	■	□	□	□
86	□	□	□	■	□
87	□	□	□	□	■
88	□	□	□	■	□
89	□	■	□	□	□
90	□	■	□	□	□
91	□	□	■	□	□
92	□	□	□	■	□
93	□	□	□	□	■
94	□	□	■	□	□
95	□	□	□	■	□
96	□	□	□	□	■

Lösungsschlüssel Nachmittag

Textverständnis

	A	B	C	D	E
97	□	□	■	□	□
98	□	□	□	■	□
99	■	□	□	□	□
100	□	□	□	■	□
101	□	□	□	□	■
102	□	□	■	□	□
103	□	■	□	□	□
104	□	□	□	□	■
105	■	□	□	□	□
106	□	□	■	□	□
107	□	■	□	□	□
108	□	□	□	■	□
109	□	□	□	■	□
110	■	□	□	□	□
111	■	□	□	□	□
112	□	■	□	□	□
113	□	□	□	□	■
114	□	■	□	□	□
115	□	□	□	■	□
116	■	□	□	□	□
117	□	□	□	□	■
118	□	■	□	□	□
119	□	□	■	□	□
120	■	□	□	□	□

Fakten lernen

	A	B	C	D	E
141	□	□	□	■	□
142	□	■	□	□	□
143	□	□	■	□	□
144	□	□	□	■	□
145	□	□	□	■	□
146	□	□	□	□	■
147	□	□	□	□	■
148	□	□	□	■	□
149	□	□	■	□	□
150	□	■	□	□	□
151	■	□	□	□	□
152	□	□	□	□	■
153	□	□	□	□	■
154	■	□	□	□	□
155	□	■	□	□	□
156	□	□	□	□	■
157	□	□	■	□	□
158	□	■	□	□	□
159	□	□	■	□	□
160	□	□	□	■	□

Figuren lernen

	A	B	C	D	E
121	□	□	■	□	□
122	□	□	□	■	□
123	■	□	□	□	□
124	□	□	■	□	□
125	□	□	□	■	□
126	□	■	□	□	□
127	□	□	■	□	□
128	□	□	■	□	□
129	□	■	□	□	□
130	□	□	□	□	■
131	□	□	□	■	□
132	□	□	□	□	■
133	□	□	□	□	■
134	□	■	□	□	□
135	□	□	□	■	□
136	□	■	□	□	□
137	□	□	■	□	□
138	■	□	□	□	□
139	□	□	□	□	■
140	■	□	□	□	□

Diagramme und Tabellen

	A	B	C	D	E
161	□	■	□	□	□
162	□	□	□	□	■
163	□	■	□	□	□
164	□	□	□	■	□
165	■	□	□	□	□
166	□	□	□	■	□
167	□	□	■	□	□
168	■	□	□	□	□
169	□	□	■	□	□
170	□	■	□	□	□
171	■	□	□	□	□
172	□	□	□	□	■
173	□	□	□	■	□
174	□	□	■	□	□
175	□	□	□	■	□
176	■	□	□	□	□
177	□	■	□	□	□
178	■	□	□	□	□
179	□	□	■	□	□
180	■	□	□	□	□
181	□	□	□	□	■
182	□	□	■	□	□
183	□	□	□	□	■
184	□	□	□	□	■

Hinweise zur Auswertung

Wie erfolgt die Auswertung bei allen Aufgabengruppen außer „Konzentriertes und sorgfältiges Arbeiten“?

Zuerst wird die Anzahl der gewerteten und richtig gelösten Aufgaben für jede Aufgabengruppe berechnet (**„Punktzahl“**), wobei jede richtige Lösung mit einem Punkt bedacht wird. Maximal werden so bei der hier vorliegenden veröffentlichten Originalversion pro Aufgabengruppe 24 Punkte (Merkfähigkeitstest: 20 Punkte) vergeben. Abweichend davon werden unter Ernstbedingungen beim Test für medizinische Studiengänge nicht alle verwendeten Aufgaben auch tatsächlich ausgewertet (siehe Tabelle). Falsche Antworten und nicht bearbeitete Aufgaben werden nicht berücksichtigt. Für die Gesamtpunktzahl werden die Punktzahlen aller Aufgabengruppen addiert.

Aufgabengruppe (ohne Konzentrationstest)	**Maximal erreichbare Punktzahl**		**Ihre Punktzahl**
	gewertete Aufgaben im TMS / EMS	in dieser veröffentlichten Originalversion	
Muster zuordnen	20	24	
Medizinisch-naturwissenschaftliches Grundverständnis	20	24	
Schlauchfiguren	20	24	
Quantitiative und formale Probleme	20	24	
Textverständnis	18	24	
Figuren lernen	20	20	
Fakten lernen	20	20	
Diagramme und Tabellen	20	24	
Gesamtpunktzahl	158	184	

Wie erfolgt die Auswertung bei der Aufgabengruppe „Konzentriertes und sorgfältiges Arbeiten“?

Wenn Sie das doppelseitige Arbeitsblatt zur Aufgabengruppe „Konzentriertes und sorgfältiges Arbeiten“ auf ein DIN A4-Blatt kopieren, können Sie dieses wie unter Ernstbedingungen bearbeiten. Die Auswertung können Sie selbst vornehmen, wenn Sie die Auswertungsschablonen auf den Seiten 116 bis 119 auf eine Folie kopieren.

Alternativ lassen sich die Materialien über den Link http://hgf.io/9783801729363 herunterladen.

- *Schritt 1: Bestimmung des letzten bearbeiteten Zeichens.*

  Zuerst wird die Position des letzten markierten Zeichens bestimmt, da genau bis dorthin die übersehenen und fälschlicherweise markierten Zeichen gezählt werden. Entsprechend ist es wichtig, sorgsam von oben links zeilenweise zu arbeiten und keine Zeilen zu überspringen.

- *Schritt 2: Zählen der korrekt markierten Zeichen.*

  In diesem Schritt wird die Auswertefolie „Zielmarkierungen“ auf das Testblatt gelegt, und die sichtbaren Markierungen werden gezählt. Diese Zahl kann unten in das Feld „Korrekte Markierungen“ eingetragen werden.

- *Schritt 3: Zählen der übersehenen Zeichen.*

  Im dritten Schritt wird wieder die Auswertefolie „Zielmarkierungen“ verwendet. Mit ihrer Hilfe werden alle sichtbaren Zeichen gezählt, die vor dem letzten bearbeiteten Zeichen liegen und nicht markiert worden sind. Die Anzahl wird unten in das Feld „Übersehene Zeichen“ eingetragen.

- *Schritt 4: Zählen der fälschlich markierten Zeichen.*

  Im vierten Schritt wird die Auswertefolie „Fehlmarkierungen“ verwendet. Es werden nun alle sichtbaren Markierungen gezählt. Die Anzahl wird unten im Feld „Fehlmarkierungen“ eingetragen.

- *Schritt 5: Bestimmung des Rohwerts.*

  Nun werden alle Fehler (übersehene Zeichen und Fehlmarkierungen) von der Anzahl der korrekten Markierungen abgezogen. Das Ergebnis ist der Rohwert. Dieser kann negativ werden, wenn zum Beispiel nicht gemäß der Instruktion gearbeitet wurde. Ein Rohwert von 400 würde bedeuten, dass in den 8 Minuten das gesamte Blatt ohne Fehler bearbeitet wurde. Dies aber ist praktisch nicht zu erreichen. Sollten Sie bei der Bearbeitung bemerken, dass Sie in den Zeilen deutlich mehr oder weniger als 10 Zeichen markieren, prüfen Sie bitte noch einmal die Instruktion. Wahrscheinlich haben Sie etwas missverstanden.

- *Schritt 6: Bestimmung der Punktzahl für die Aufgabengruppe.*

  Die Umrechnung des Rohwerts in eine Punktzahl ist eigentlich von der Leistung aller Testteilnehmerinnen und -teilnehmer abhängig. Die 2,5 % der Personen mit den niedrigsten Rohwerten erhalten den Wert „0“, die 2,5 % der Personen mit den höchsten Rohwerten erhalten den Wert „20“. Die Werte 1 bis 19 werden gleichmässig für die verbleibenden Rohwerte vergeben.

  Ihre Leistung in diesem „Übungstest“ können Sie dennoch abschätzen: Zuerst ziehen Sie von dem erzielten Rohwert 40 Punkte ab, dann teilen Sie das Ergebnis durch 11, und zum Schluss runden Sie dieses auf eine ganze Zahl. Ergebnisse über 20 entsprechen einer Punktzahl von 20, Ergebnisse kleiner als Null einer Punktzahl von Null. Dies ist allerding eine grobe Schätzung!

Korrekte Markierungen		Übersehene Zeichen		Fehlmarkierungen		Rohwert (RW)	Punktzahl (Schätzung!): **(RW-40)/11**
	-		-		=		

Vorlage für die Auswertefolie "Zielmarkierungen"

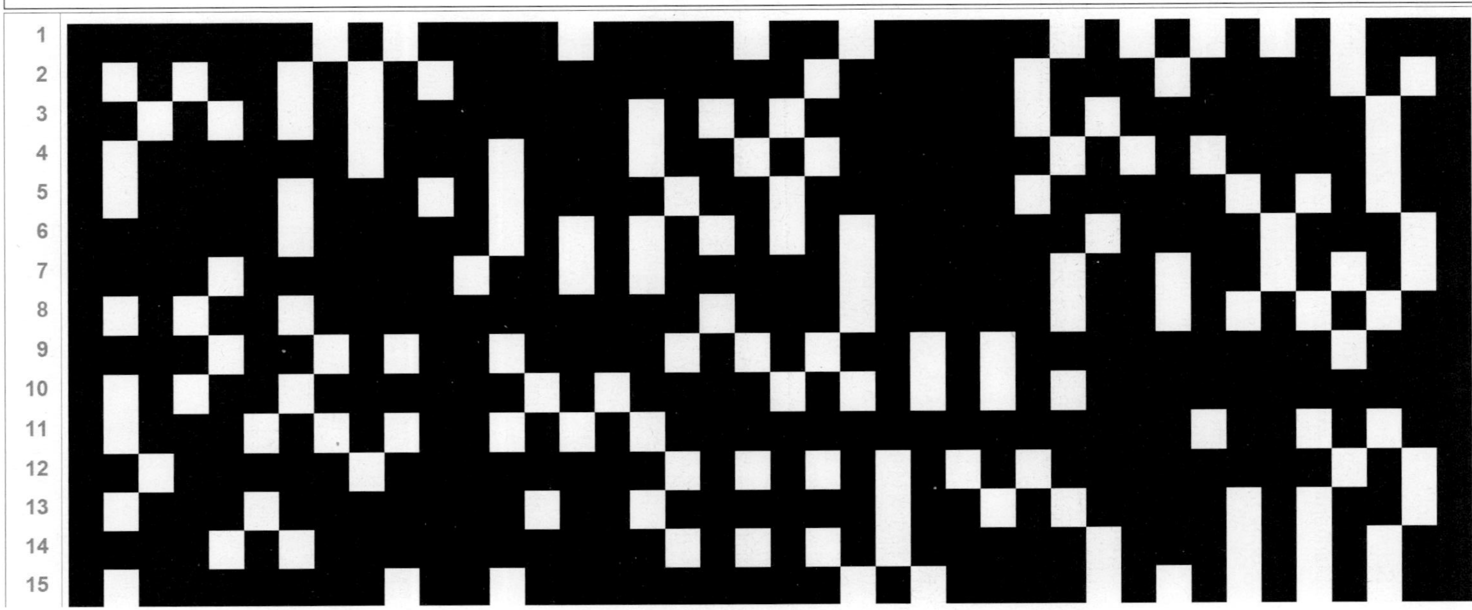

16
17
18
19
20
21
22
23
24
25
26
27
28
29
30
31
32
33
34
35
36
37
38
39
40

Vorlage für die Auswertefolie "Fehlmarkierungen"

16
17
18
19
20
21
22
23
24
25
26
27
28
29
30
31
32
33
34
35
36
37
38
39
40